AF306253

PRONOSTIC ET TRAITEMENT

DES

FRACTURES DE JAMBE

COMPLIQUÉES DE PLAIE

PAR

Le Docteur Émile DEMEULES,

INTERNE EN MÉDECINE ET EN CHIRURGIE DES HÔPITAUX DE PARIS

LICENCIÉ ÈS-SCIENCES NATURELLES.

> Les grands accidents ne demandent
> pas toujours de grandes opérations.
> (BOUCHER, Mémoires de l'Académie
> royale de chirurgie, 1752).

PARIS

ADRIEN DELAHAYE, LIBRAIRE-ÉDITEUR

PLACE DE L'ÉCOLE-DE-MÉDECINE

1871

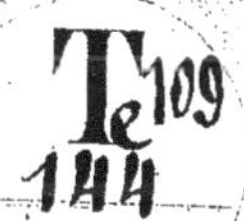
T 109
e
144

FRACTURES DE JAMBE

COMPLIQUÉES DE PLAIE

PAR

Le Docteur Émile DEMEULES,

INTERNE EN MÉDECINE ET EN CHIRURGIE DES HÔPITAUX DE PARIS

LICENCIÉ ÈS-SCIENCES NATURELLES.

> Les grands accidents ne demandent
> pas toujours de grandes opérations.
> (BOUCHER, Mémoires de l'Académie
> royale de chirurgie, 1752).

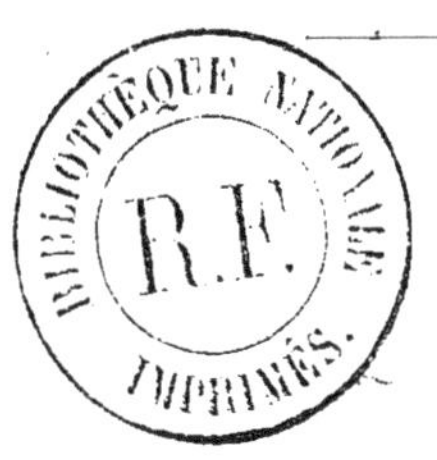

BIBLIOTHÈQUE NATIONALE — R.F. — IMPRIMÉS.

DÉPÔT LÉGAL Seine n° 4285 1871

PARIS

ADRIEN DELAHAYE, LIBRAIRE-ÉDITEUR

PLACE DE L'ÉCOLE-DE-MÉDECINE

1871

AVANT-PROPOS

Il n'est pour ainsi dire pas de jour où, dans l'exercice de la chirurgie, l'on ne soit appelé à se prononcer sur la gravité d'une fracture et, si cette fracture est compliquée de plaie, à déterminer s'il faudra pratiquer l'amputation du membre ou si l'on pourra tenter la conservation. Les chirurgiens des diverses époques ont répondu à cette question d'une façon bien différente. Jusqu'au commencement du xviiie siècle, ils semblent très-partisans de l'amputation. Mais, vers 1750, l'Académie royale de chirurgie reçoit la communication de plusieurs mémoires, qui établissent par la narration de faits démonstratifs, que la conservation peut être obtenue dans des cas presque désespérés.

Ces idées de conservation ont prévalu à notre époque, cette thèse n'a d'autre but que leur confirmation ; — et pour restreindre mon sujet, je n'envisagerai que les *fractures de jambe*, compliquées de plaie.

J'élimine de suite tous les cas de délabrement si considérable qu'au jugement de tous ils nécessitent l'*amputation immédiate*. On doit amputer, dit mon excellent maître M. A. Guérin : 1° quand le broiement est tellement considérable, que l'élimination des os broyés rendrait le membre presque inutile et exposerait le malade à une mort presque certaine ; 2° quand les os ayant été fracturés, les parties molles ont été détruites dans une grande étendue ; 3° quand la fracture déjà compliquée de plaies se complique de la rupture d'une artère importante ou de la lésion du nerf tibial postérieur ; 4° quand la fracture avec plaie se complique d'une communication *large* avec l'articulation tibo-tarsienne ou avec l'articulation du genou.

Mon étude ne comportera que les fractures où les désordres sont tels qu'ils admettent la discussion entre l'amputation et l'emploi des procédés conservateurs. Je m'attacherai surtout à la détermination de ce point particulier : *Étant donnée une fracture de jambe compliqué de plaie, doit-on amputer, doit-on conserver, et, dans ce dernier cas, quel doit être le mode de traitement?* Je comprends dans ce cadre les faits où l'on est obligé de pratiquer une résection ; à la suite de cette opération le membre est conservé avec la plupart et quelquefois l'ensemble de ses attributs normaux.

J'invoquerai à l'appui de ma thèse le témoignage des faits que j'ai observés dans le service de mes maîtres M. A. Guérin, à l'hôpital Saint-Louis et M. Denonvilliers, à l'hôpital de la Charité ; j'y joindrai les faits que j'ai vus à l'ambulance du palais de l'Industrie pendant le siége de Paris et ceux que je dois à l'obligeance de mes collègues d'internat et qui ont été observés daus les salles de MM. Laugier et Gosselin ; enfin je rappellerai les observations si probantes des chirurgiens du xviiie siècle. Chacune de ces observations, présente l'histoire d'une complication spéciale et permet d'établir la gravité que l'on doit attribuer à un semblable accident. L'histoire de plusieurs de ces fractures est très-importante; en particulier, celle des fractures très-voisines des articulations et probablement articulaires.

En entreprenant ce travail, je ne m'en dissimule pas la difficulté. La question que j'aborde est une de celles qui ne sauraient comporter de réponse définitive. L'examen des faits, seul, permet de lui donner une solution plus ou moins complète. J'apporte mon tribut, heureux d'espérer que je pourrai ainsi contribuer en quelque chose à la solution d'un problème des plus importants de la chirurgie.

J'ai choisi, préférablement à tout autre, ce sujet de thèse, parce que, dans aucun traité de notre époque, je n'ai retrouvée éclairée des lumières nouvelles de la physiologie, cette discussion sur le *pronostic* et le traitement des fractures de jambe compliquées de plaie, présentée par les chirurgiens du siècle précédent qui en avaient compris l'indispensable nécessité.

Aucun auteur ne parle des réflexions que doivent suggérer à l'esprit du chirurgien les conditions particulières de la fracture, selon qu'elle est compliquée d'une plaie petite ou grande à bords nets ou contus. Ils ne discutent pas assez les conditions de la conservation, l'influence d'une large communication du foyer de la fracture avec l'air atmosphérique, au point de vue de l'accomplissement du travail réparateur. Pour ce qui est du traitement, la même lacune m'a semblé exister, peut-être plus grande encore, puisqu'il est rare de trouver signalé le principe des grandes incisions sur lequel ont tant insisté tous les chirurgiens, depuis A. Paré jusqu'à Boyer.

DIVISION DU SUJET

Les fractures de jambe compliquées de plaie peuvent être divisées en deux classes principales :

1re CLASSE.

Fractures par cause indirecte. — L'un des fragments vient perforer la peau sans qu'il y ait grande attrition du membre.

2e CLASSE.

Fractures par cause directe. — Il y a eu violente contusion, écrasement du membre, coup de feu, etc.

La 1re classe comporte une subdivision importante en deux variétés :

1re VARIÉTÉ.

Dès le moment de l'accident, la peau a été déchirée par l'extrémité pointue de l'un des fragments.

2e VARIÉTÉ.

Ce n'est qu'ultérieurement, sous l'influence de la pression continue exercée, de dedans en dehors, sur la peau par l'extrémité d'un fragment, qu'il y a eu mortification d'un point de cette membrane et ainsi communication du foyer de la fracture avec l'air atmosphérique. M. A. Guérin insiste beaucoup sur cette distinction, entre la communication immédiate du foyer de la fracture avec l'atmosphère ou celle qui ne survient que plus tard, dans le cours du traitement. Son expérience lui a prouvé que les cas appartenant à cette dernière variété étaient de beaucoup moins graves que ceux de la première.

Dans l'une et l'autre de ces classes, il y a aussi à distinguer au point de vue pronostic :

A Les fractures de la diaphyse $\left\{\begin{array}{l}\text{transversales}\\\text{obliques}\\\text{comminutives}\end{array}\right\}$ $\begin{array}{c}\text{par cause directe}\\\text{ou}\\\text{indirecte.}\end{array}$

B Les fractures voisines des extrémités épiphysaires avec ou sans lésions des articulations.

La considération du siége de la fracture est ici des plus importantes. La disposition anatomique de chacune des régions du membre motive en effet un genre spécial de complications possibles, et conduit dès lors à des conclusions pronostiques différentes.

Au niveau de la diaphyse, les os de la jambe sont entourés presque complétement par une épaisseur considérable de parties molles représentées par le corps des muscles. Il est facile de voir que le traumatisme qui détermine une fracture compliquée de plaie, à ce niveau, produit en plus du brisement de l'os une déchirure des muscles par le déplacement des fragments, ou bien ces mêmes parties seront soumises à une attrition considérable par l'application directe de la force fracturante. En tous cas, il se fait un épanchement sanguin intramusculaire et aussi dans le foyer de la fracture, ce qui expose à tous les accidents de l'inflammation des parties charnues.

Si la fracture siége près des extrémités de l'os, des complications d'un autre ordre peuvent se produire en rapport avec la nature de la lésion. Dans ces points, les masses musculaires font défaut, il n'y a plus que les tendons et leurs gaînes ; mais par contre on se trouve au voisinage d'une articulation qui peut devenir malade par simple propagation au moyen des gaînes tendineuses, ou bien plus encore, par le tissu osseux si la fracture se continue jusqu'aux surfaces articulaires. Enfin, l'extrémité supérieure du tibia, lorsqu'elle est fracturée, et surtout si c'est par un coup de feu, devient une source de complications graves, par le fait seul de la structure spongieuse de l'os en ce point, et n'y aurait-il pas fracture articulaire que néanmoins le pronostic devra être très-réservé, vu la possibilité d'une suppuration étendue et prolongée d'un tissu spongieux conduisant facilement à l'infection purulente.

L'observation suivante nous en est un exemple :

OBSERVATION I.

Ambulance du Palais de l'Industrie, salle 16, lit n. 18. Service de
M. le DOCTEUR VIDAL.

Odjer, 32 ans, soldat au 35ᵉ de ligne. — En courant au pas gymnastique reçoit une balle au niveau de l'apophyse antérieur du tibia. — Fracture comminutive.

M. Nélaton conseille d'examiner, en faisant une incision longitudinale, l'état des fragments (du supérieur surtout), de voir à tenter la conservation, s'il est intact, sinon, amputation de la cuisse. L'exploration est pratiquée le 1ᵉʳ octobre.

1ᵉʳ octobre. — On constate que la fracture est nettement transversale au fragment supérieur et que tout le dégât porte sur le fragment inférieur. M. Lannelongue retire plusieurs esquilles appartenant au tibia et au péroné. Application d'attelles plâtrées. Pansement à l'alcool.

3 octobre. — Excellent état général, presque pas de fièvre, gonflement modéré du côté de la jambe. Absolument rien du côté de l'articulation du genou.

5 octobre. — Le malade a comme une lypothimie, la plaie est grisâtre, suppure peu, frissons. J'enlève du foyer, entre les fragments, des lambeaux de tissu cellulaire mortifiés, pansement au permanganate de potasse.

7 octobre. — Aspect rosé des bords de la plaie, l'état général est devenu meilleur, suppuration un peu brune, visqueuse, mais de bonne nature. Extraction de quelques lambeaux de tissu cellulaire et fragments d'os. On continue le pansement au permanganate de potasse. Le malade est changé de lit. Le membre placé dans un appareil au son. La gouttière où il était se trouvait remplie de liquide putride.

8 octobre. — Nouveau frisson. La plaie n'a cependant pas mauvaise apparence, facies jaunâtre, grippé, affaiblissement notable.

10 octobre. — L'état général est devenu meilleur, la parole est plus ferme, il mange un peu, le facies est toujours jaunâtre. Suppuration abondante du foyer de la fracture, aspect rosé des bords de la plaie.

12 octobre. — Plaie grisâtre, sèche, état général déplorable.

16 octobre. — Mort, avec de la gangrène dans une grande partie de la jambe.

Le pronostic des fractures occupant l'extrémité inférieure des os de la jambe ne ressort pas des mêmes considérations que précédemment; il n'y a point ici en effet une épaisseur considérable du tissu spongieux pouvant donner lieu par la suppuration à des accidents de résorption purulente.

A. Les circonstances aggravantes ressortent ici : 1° du trajet de la fracture qui est parfois assez oblique pour que l'on ne puisse maintenir le pied en direction convenable, et comme d'ordinaire celui-ci se porte en haut et en dedans, la malléole externe perfore les téguments.

La luxation du pied se complète et l'articulation mise en communication directe avec l'air atmosphérique suppure.

B. La fracture est articulaire, je ne saurais affirmer que chez les deux blessés qui sont l'objet des observations (25 et 26), la fracture fût articulaire, mais tout porte à le croire, pourtant dans les deux cas, l'articulation n'a point été prise d'accidents dignes d'être notés et les malades ont guéri. Je crois que dans les fractures voisines de l'articulation tibiotarsienne, on s'est exagéré la gravité du pronostic. Je cite surtout à l'appui de mon opinion l'observation Dubette, qui avait été jugée un cas d'amputation. La conservation me semble devoir être tentée dans la plupart des cas, pourvu que l'on s'astreigne à certaines règles thérapeutiques que je signalerai plus bas.

Après ces quelques considérations générales qui me semblaient indispensables au début de ce travail, je passe immédiatement à l'examen des faits particuliers. Je les diviserai par groupes correspondants aux diverses variétés que j'ai reconnues aux fractures de jambe compliquées de plaie.

PREMIÈRE CLASSE

Iʳᵉ Variété

FRACTURE DE LA DIAPHYSE PAR CAUSE INDIRECTE. PLAIE CONSÉCUTIVE.

OBSERVATION II (personnelle).

Fracture de la jambe droite au tiers inférieur. — Plaie non immédiate. — Hôpital Saint-Louis. — Salle Saint-Augustin, n. 44, service de M. A. GUÉRIN.

Larsau, sellier, 45 ans, entre à l'hôpital le 17 janvier 1869 : Étant monté sur un tabouret, il tombe à terre la jambe sous lui ; fracture des deux os de la jambe droite. Le fragment supérieur du tibia présente un biseau oblique en bas et en dedans. L'extrémité de ce fragment menace de perforer la peau. La réduction est obtenue assez facilement. Appareil de Scultet.

30 janvier. — La peau s'est ulcérée au niveau du fragment supérieur, dont l'extrémité est mise à nu. Suppuration abondante autour des fragments. Foyer assez étendu, envahissant un peu sur la face interne de la jambe, au-dessous du tibia. Pansement tous les jours.

4 févrïer. — Suppuration toujours aussi abondante. Ablation de l'extrémité nécrosée du fragment supérieur. Pansement tous les deux jours.

19 février. — Suppuration moins abondante. L'appareil de Scultet est renouvelé tous les trois jours seulement.

22 février. — Le pus s'accumulant dans un clapier situé au-dessous et en dedans du tibia, M. Guérin passe un tube à drainage pour favoriser l'écoulement.

10 mars. — Le foyer de suppuration se rétrécit. Le pansement n'est plus renouvelé que tous les quatre jours.

19 avril. — La plaie est à peu près comblée. Consolidation. Pansement aux bandelettes de diachylon.

1er mai. — Consolidation parfaite.

5 juin. — Le malade part à Vincennes. La partie inférieure de la jambe est très-légèrement portée en dehors. Le fragment supérieur fait une saillie assez marquée. Il y a un raccourcissement de trois centimètres.

OBSERVATION III (personnelle).

Fracture des deux os de la jambe, compliquée de plaie consécutive. — Hôpital Saint-Louis. — Salle Saint-Augustin, n. 65, service de M. A. GUÉRIN.

Le 28 juin 1869, le nommé Foucault (Adolphe), âgé de 28 ans, d'une constitution robuste, tombe, d'une hauteur de dix mètres, sur un morceau de fer. Fracture des deux os de la jambe à leur partie moyenne. Mobilité excessive. Il y a plusieurs fragments. Dilacération des muscles, au tour da la fracture, dans la largeur de la main. Epanchement sanguin à ce niveau. Pas de plaie. La réduction est obtenue facilement. Application d'un appareil de Scultet.

2 juillet. — Plusieurs vastes phlyctènes. Il s'en écoule une quantité notable de sérosité transparente. Pas de gonflement de la jambe, ni de rougeur de la peau. Absence de douleur. Linge cératé. Appareil de Scultet.

10 juillet. — *Petite plaie* au niveau de l'extrémité du fragment supérieur. L'os fait saillie au dehors.

15 juillet. — A peine un peu de suppuration au niveau de cette petite plaie.

25 juillet. — Même état. Pas de douleur. Pas davantage de suppuration.

21 août. — La plaie est presque complétement cicatrisée, laissant à nu une petite surface osseuse. Consolidation complète (cinquante jours après l'accident).

2 septembre. — Appareil silicaté.

10 septembre. — Part à Vincennes. L'extrémité inférieure de la jambe est un peu déviée en dehors, mais très-légèrement. Il y a à peine un centimètre de raccourcissement.

14 octobre. — Je revois ce blessé. Le cal est énorme : il mesure 13 centimètres de hauteur et 7 centimètres de largeur. La marche est très-facile, avec l'aide d'une canne.

M. A. Guérin enseigne que dans ces cas où l'extrémité des fragments n'est mise à nu que consécutivement (13 jours après l'accident, observation 1 ; 3 semaines plus tard dans l'observation 2), il s'est établi des adhérences solides des parties molles aux fragments qu'elles enveloppent, de telle sorte que le foyer de la fracture se trouve notablement *rétréci*, et dès lors la communication avec l'air atmosphérique est d'autant moins redoutable. Donc :

Pronostic.

Peu grave, la conservation est la règle.

Traitement.

L'application de l'appareil de Scultet, renouvelé rarement tant que la plaie n'existe pas, et changé plus ou moins fréquemment s'il se produit une plaie, selon la quantité de la suppuration. Il faut souvent, pour hâter la cicatrisation, retrancher avec la pince coupante, l'extrémité dénudée d'un fragment. L'emploi d'un appareil inamovible formé avec des attelles platrées nous semble préférable à l'emploi du Scultet, en ce que le membre est maintenu dans une immobilité plus complète et qu'il ne se produit aucun déplacement des fragments lors des pansements. Il peut ne pas se produire de plaie et dans ce cas on rentre dans la catégorie des fractures simples. Si il survient une plaie, le pansement ne nécessite aucune manœuvre susceptible de gêner le travail de consolidation. La guérison est la règle avec un léger raccourcissement.

2ᵉ Variété

FRACTURES PAR CAUSE INDIRECTE

Plaie immédiate.

Cette variété, comme la précédente, intéresse le plus souvent la diaphyse. La production de la plaie est due, dans la plupart des cas, à la continuité d'action de la force, qui après avoir brisé les os, continue à faire peser le poids du corps sur le membre fracturé. L'extrémité d'un fragment se fait jour au dehors.

Pronostic.

La gravité de cette fracture repose presque tout entière sur le degré d'obliquité des surfaces fracturées, ou pour mieux dire sur la possibilité de la réduction et le maintien plus ou moins facile de la coaptation. L'amputation est souvent proposée dans les cas de fractures de cette variété. Une double amputation paraissait nécessaire pour conserver la vie du blessé de l'observation 6, et il guérit parfaitement sans déformation ni raccourcissement notables.

« Si M. Delamotte, nous dit Bagieu dans l'observa-
» tion 7, eût coupé le membre, ce n'eût été qu'une
» amputation de plus et peut-être aussi malheureuse que
» tant d'autres. En le conservant, il nous a laissé une
» observation qui donne une grande idée de son habi-
» leté. »

L'observation 8 est encore bien plus démonstrative.
Malgré des accidents formidables et l'ablution de 5 pouces
3 lignes de tout le cylindre du tibia, le blessé guérit
complètement avec un raccourcissement de 2 pouces
seulement. L'amputation proposée par le chirurgien
avait été refusée par le malade.

Traitement.

Dans les cas les plus simples, ceux que l'on observe
assez fréquemment, où la portion d'os herniée est peu
étendue et permet la réduction, on peut se placer dans
des conditions presque aussi favorables que dans la
variété précédente. L'occlusion au moyen *de la baudruche collodionnée* appliquée sur la plaie empêche la
communication du foyer avec l'atmosphère. La guérison
s'obtient parfois avec autant de rapidité et sans plus de
complication que dans le cas d'une fracture simple. Il
peut arriver par contre que le trajet de la fracture étant
très-oblique, un long fragment fasse hernie au dehors.
Il est impossible d'espérer sa réduction par la plaie qu'il
a produite et plus encore en raison de cette grande obliquité, la réduction eût-elle été obtenue, que tout porte à
croire qu'il eût été impossible de la maintenir. Il faut
alors agrandir la plaie et reséquer la portion d'os dénudée
et taillée en biseau très-oblique. La réduction est ensuite
opérée. Le membre maintenu en direction au moyen
d'une gouttière, ou mieux par l'application d'attelles

plâtrées. L'extension peut être utile pour maintenir à la jambe sa longueur normale. J'insisterai davantage sur tous les points du traitement dans l'étude de la variété suivante. Il faut, comme le dit Bagieu, *faire la guerre à l'œil*, combattre les accidents qui peuvent être graves, mais bien rarement insurmontables.

OBSERVATION IV (personnelle).

Fracture compliquée de la jambe au tiers inférieur.

Le nommé Demeur (Jean), âgé de 63 ans, garçon d'abattoir, vient à la consultation pour une petite plaie siégeant au niveau du cal de son ancienne fracture. Il marche facilement en s'aidant d'une canne, sur laquelle il s'appuie à peine. Il nous dit qu'à l'âge de 30 ans, *en tombant de sa hauteur*, il se fractura la jambe. L'os sortait à travers la peau. Il dit même avoir perdu beaucoup de sang par la plaie, au moment de l'accident. Traité dans son pays. La fracture fut réduite aussitôt. On lui appliqua un Scultet. L'appareil fut changé tous les deux jours pendant trois mois. La plaie a suppuré durant tout ce temps, au bout duquel la consolidation était achevée. Le médecin ne vint qu'au début du traitement, laissant aux voisins le soin de faire le pansement. Se lève après trois mois, et a toujours marché depuis sans béquilles. Il est à Paris depuis une vingtaine d'années, employé aux abattoirs pour porter le sang. La jambe forme un peu la baïonnette. La partie sous-jacente à la fracture étant un peu déviée en dedans, sans renversement du pied, ce n'est qu'une déviation très-légère. Au niveau de la fracture, le fragment supérieur forme une saillie abrupte, au niveau de laquelle le cal du tibia mesure huit centimètres de largeur. La jambe fracturée n'est pas du tout atrophiée: le mollet présente le même volume des deux côtés. Pas de rougeur nulle part à la jambe, si ce n'est à l'extrémité du *cal*. Le malade boîte très-peu (voir ci-dessus). La jambe fracturée mesure deux centimètres et demi de moins que l'autre. Le fragment supérieur, vingt-et-un centimètres ; le fragment inférieur, sept centimètres. Malade mal soigné (paysans).

OBSERVATION V.

Service de M. Laugier, salle Sainte-Marthe, lit 18. — Fracture compliquée de la jambe au tiers inférieur.

Le sieur Mignoton, âgé de 46 ans, maçon, entré à l'hôpital le 29 août 1869 : Tombe de la hauteur du deuxième. Fracture des deux os de la jambe gauche au tiers inférieur, avec plaie de petite étendue, *mais communiquante*. Mobilité très-grande. Ecrasement de plusieurs doigts de la main droite. Contusion du foie. Le membre est placé dans une gouttière. Applications réfrigérantes. Pendant deux jours, le malade n'a pas sa connaissance. On osait à peine le panser, tellement il était faible. A partir du troisième jour seulement, application d'un appareil de Scultet, qu'on change tous les jours. Pansement à la glycérine, La suppuration était peu abondante. On ne change plus tard l'appareil que tous les deux ou trois jours.

29 septembre. — La suppuration est complétement tarie. Plaie cicatrisée. Consolidation. Appareil plâtré. Attelles plâtrées. Va très-bien.

3 octobre. — Pas de raccourcissement. Pas de déviation.

OBSERVATION VI.

Service de M. Laugier, salle Sainte-Marthe, lit 55. — Fracture compliquée des deux jambes, tiers supérieur, demi-inférieur.

Le nommé Merme, âgé de 44 ans, teinturier : Voulant passer d'une fenêtre à une autre, à la hauteur du troisième, il perd l'équilibre, tombe sur un grillage à la hauteur du deuxième, et roule ensuite jusqu'à terre. Le

malade est apporté aussitôt à l'Hôtel-Dieu, le 31 mai 1869.
Fracture de la jambe droite, au-dessous de la tubérosité
antérieure du tibia. Fracture sus-malléolaire de la jambe
gauche. Une plaie existe au niveau de chaque fracture. Le
fragment inférieur fait issue à droite. A gauche, c'est le
fragment supérieur. L'interne de garde croit à l'indication
d'une double amputation. On applique l'irrigation continue.
Le lendemain, ce mode de pansement est remplacé par un
appareil de Scultet, avec eau-de-vie camphrée, que l'on
renouvelle tous les deux jours durant quarante jours. La
suppuration fut très-abondante. Au bout de ce temps, la
consolidation était achevée et les plaies cicatrisées. On
applique un appareil silicaté, qui reste appliqué ainsi pendant deux mois.

Nous voyons ce malade le 17 septembre, le lendemain
du jour où l'appareil silicaté a été enlevé. La guérison est
complète pour chaque jambe. A la jambe droite on voit la
saillie du fragment inférieur qui avance au-devant du
fragmont supérieur, avec une très-légère déviation en
dedans de la jambe à ce niveau. La jambe gauche présente,
au-dessus de la malléole interne, une saillie assez accen-
tuée formée par le fragment supérieur du tibia. Les deux
jambes mesurent quarante-cinq centimètres de longueur,
du genou au talon. Il y a peu ou point de raccourcissement.
Elles ont conservé à peu près leur direction normale. Le
pied gauche est porté un peu en dehors (déviation de totalité et non inversion). Le mollet mesure trente centimètres de périphérie. Les muscles ne paraissent point
atrophiés.

OBSERVATION VII.

DELAMOTTE cité par BAGIEU.

Une femme, montée sur un orme, tomba de la hauteu
de plus de vingt coudées. Le pied droit se trouvant écarté
de la ligne perpendiculaire, le tibia sortit par la chute de

son articulation, perça les téguments et entra en terre de
la profondeur de trois à quatre travers de doigt. Le péroné
se trouva rompu en deux endroits, de sorte que le pied fut
replié le long de la jambe. Si ce grand praticien eût am-
puté cette jambe, je doute très-fort qu'on l'eût blâmé. Il ne
douta pas lui-même qu'il ne fût forcé d'en venir à cette
extrémité; cependant, il commença par faire la réduction,
à quoi il paraît qu'il parvint sans peine. Il fit la *guerre à
l'œil;* il combattit les accidents, — ils furent extrêmes, —
et les surmonta. Enfin, il guérit la malade, si bien qu'une
année après, au rapport de l'auteur, elle allait de chez elle
à une demi-lieue, à pied et sans bâton. Si M. Delamotte
eût coupé ce membre, ce n'eût été qu'une amputation de
plus, et peut-être aussi malheureuse que tant d'autres. En
le conservant, il nous a laissé une observation qui donne
une grande idée de son habileté.

OBSERVATION VIII.

Observation de Coutavoz, tirée des mémoires de l'Académie
de Chirurgie, t. II, Paris, édition 1838.

Il s'agit d'un homme qui tomba au fond d'un puits de
carrière d'une hauteur de quarante pieds environ. M. Varnier trouva la jambe droite fracturée de telle façon que le
tibia avait percé non-seulement la peau, mais encore la
guêtre de l'ouvrier.

Dès que la jambe fut découverte, il vit que c'était une
fracture composée et compliquée de fracas des os. *L'amputation* proposée par le chirurgien est refusée par le malade. » Délire pendant dix jours, menaces de gangrène. —
Les fragments ne peuvent être maintenus en place. Les
accidents généraux calmés — tentative nouvelle, mais in-
fructueuse de réduction. Je fus prié de voir le malade, le
11 novembre, qui était le vingtième jour de sa chute. Je
trouvai la jambe considérablement enflée, la portion du
tibia découverte, séparée du tout, excédant le niveau de

la peau dans toute sa longueur et ne tenant plus qu'au ligament interosseux et à une partie du périoste. Je me
mis en devoir d'enlever cette pièce d'os. En la détachant,
j'observai de conserver le périoste autant qu'il me fut possible ; la moelle de cette partie osseuse était déjà fétide ;
nous trouvâmes encore du côté de la partie inférieure de
la fracture une petite portion de tibia séparée de son tout,
longue de neuf lignes sur trois de large. — La première et
principale pièce que j'ôtai était longue de cinq pouces trois
lignes de tout le cylindre du tibia. Après l'extraction de ces
portions d'os, nous fîmes sortir une quantité de liquide sanguinolent en pressant légèrement les parties latérales de
la jambe. Nous examinâmes ensuite la partie postérieure
que nous trouvâmes gangrénée depuis le talon jusqu'à trois
travers de doigt au-dessous du jarret. La peau, le tissu
cellulaire et la membrane commune des muscles étaient
tombés en mortification, de sorte que la jambe étant élevée toutes ces parties tombaient en lambeaux. Après les
avoir emportées, nous vîmes la fracture du péroné, qui
était située à la partie moyenne répondant vers le milieu de
la partie du tibia séparée de son tout ; il était dénué du
périoste de plus de six travers de doigt et l'extrémité inférieure montait par-dessus la supérieure d'environ quatre
pouces. Je crus ne devoir point penser à faire la réduction
de ces os, sans auparavant avoir trouvé une machine qui
me pût donner la facilité d'élever cette masse de chair
presque dénuée de parties dures et de panser la partie
postérieure sans déranger le péroné après en avoir fait la
réduction. »

Coutavoz se sert alors de la machine de Lafaye modifiée
et même de valves mobiles pour la circonstance.

« Tout étant disposé nous fîmes la réduction du péroné.
la jambe fut posée sur la machine et le pansement fut fait
comme on vient de le dire.

Tout alla au mieux jusqu'au 8 décembre, quand la portion du péroné qui nous avait paru perdre sa couleur natu-

relle quelques jours auparavant se sépara en plusieurs
pièces dont la plus grande est d'environ un pouce de long
et les autres moindres. — M. Varnier me fit prévenir de
cet incident. Je trouvai que les muscles s'étaient contractés
à un tel point que la jambe était raccourcie de près de 4
pouces et par une suite nécessaire considérablement augmentée en volume.

Ayant examiné les extrémités de ces os, je trouvai qu'il
n'y restait pas assez de surface pour former un point d'appui capable de les maintenir l'un contre l'autre. Nous ne
fîmes donc point de nouvelle réduction, mais je cherchai un
moyen d'allonger la jambe et de la tenir allongée, le malade ne pouvant pas rester dans cet état, à cause des grandes
douleurs produites par le picotement des extrémités irrégu-
liers du péroné qui s'enfonçaient dans les chairs. »

Application permanente d'un appareil destiné à faire
l'extension, la contre-extension étant répartie simultané-
ment sur les aines et les aisselles.

« La jambe est allongée de 2 pouces par le moyen de cette
machine ; pendant plusieurs jours on a eu soin de tourner
la roue du treuil plusieurs fois chaque jour, pour avancer
de quelques trous seulement. On parvint par là à redonner
à la jambe sa longueur naturelle — gonflement des pieds
et des malléoles occasionné par la pression du lac qui faisait l'extension. — Nous relâchâmes un peu la roue ; la
jambe se raccourcit d'environ un pouce ; nous mîmes en
usage la compression latérale pour la contraction des muscles.

Pendant toutes ces opérations le pansement des plaies
se faisait à l'ordinaire ; la cicatrice avançait visiblement
surtout l'antérieure, et la plaie fut entièrement fermée le
20 janvier de cette année 1753.

Il se fit encore différentes exfoliations du péroné. Nous
eûmes la satisfaction de le voir entièrement recouvert de
bonnes chairs le 1er février, et la plaie postérieure fut tout
à fait cicatrisée le 1er mars.

J'observai alors qu'au toucher on sentait entre les deux extrémités du tibia une substance d'une moyenne solidité, dans le vide qu'avait laissée la portion d'os séparée du tout et principalement dans la partie interne. C'était l'endroit qui avait été le moins dépouillé du périoste.

N'ayant plus de pansements à faire et par conséquent n'étant plus dans la nécessité de remuer la jambe, nous nous servîmes du bandage à 18 chefs dans l'intention de comprimer plus également et plus exactement la jambe, le bandage roulé aurait encore mieux convenu — mais un suintement séreux qui nous forçait de panser la jambe souvent empêcha qu'on ne s'en servît; — au reste pour soutenir le bandage et affermir le tout on appliqua encore la machine de fer-blanc par-dessus. — Cette substance dont je viens de parler, observée dès le commencement de mars, est augmentée à un tel point, qu'elle est devenue *tout-à-fait solide*, et que le malade porte actuellement sa jambe à droite et à gauche; — je ne lui permets pas encore de s'appuyer dessus sans béquille. — J'ai pour témoin de cette cure Messieurs Chapelain et Bertrand.

Le malade dont il s'agit était âgé de 29 ans.

La guérison de ce malade est si complète qu'il se sert de cette jambe pour vaquer à ses exercices ; elle est à la vérité plus courte de deux pouces ; mais la perte de substance ayant été de cinq pouces trois lignes, il en résulte au moins qu'il y a eu une réparation.

FRACTURES PAR CAUSE DIRECTE.

1° Fractures par contusion ou écrasement.

Pronostic.

La gravité de ces fractures comporte un élément de plus que pour les fractures indirectes, il est fourni par la contusion, l'attrition, le broiement des parties molles si considérable parfois, que « en deux coups de ciseaux on pourrait couper la jambe, » comme il est dit dans l'observation suivante :

OBSERVATION IX

Delamotte, dans son *Traité de Chirurgie*, rapporte, au chapitre des Fractures, huit observations de fractures compliquées de plaie. Dans tous les cas il obtient la guérison.

Je rapporterai les cas qui m'ont paru les plus remarquables.

Observation CCCLXXXIX du Traité de DELAMOTTE.

Au mois d'août 1694, l'on vint me prier d'aller à Sainte-Croix, pour voir un laboureur qui était tombé sous sa charrette, dont la roue lui avait passé par-dessus la jambe, de laquelle je trouvai les deux os rompus, avec une plaie en sa partie moyenne, au côté gauche, qui régnait transversalement et cela d'une manière qu'à peine *restait-il l'espace de deux* travers de doigt de téguments entiers — et tous les muscles étaient tellement contus qu'il n'y avait presque pas lieu d'espérer que cette partie pût subsister. Je fis mon appareil, qui consistait en plumasseaux de charpie sèche, compresses, bandages à dix-huit chefs fanons — compresses ou garnitures, longuettes et étrier. — Après que j'eus fait le lit de ce blessé, je conduisis la jambe, pendant qu'un de mes garçons la porta dessus, où je fis mettre sa jambe en situation, de manière que le pied fût plus élevé que le genou d'environ quatre pouces sans élever la jambe de dessus l'appareil et le carreau. Deux garçons firent l'extension et la contre-extension, pendant qu'avec mes deux mains je tenais, tirais et poussais les extrémités des deux os pour les agencer de manière qu'elles reprissent leur niveau ; ce qui fut très-facile à faire et encore plus à voir, étant entièrement découverts ; dans la réduction desquels je ne négligeai aucune des circonstances que l'on doit observer, etc.

Je pansai la plaie avec des plumasseaux trempés dans l'eau-de-vie, tant sur l'os que sur les chefs sans aucun onguent, les compresses étant trempées de même et le bandage à dix chefs dans le gros vin. — Deux mois entiers s'écoulèrent sans y rien changer pendant lesquels M. Doucet vit plusieurs fois ce blessé, et il *me sollicitait* sans cesse de couper cette jambe qui était en mauvais état et tuméfiée à l'excès, la suppuration était grande et la portion de l'os qui semblait devoir se séparer était très-considérable ; mais comme le sujet était fort et vigoureux, qu'il avait *le cœur bon*, que l'air était *sain et la saison favorable, je tins bon* et ne désespérai point pour tout cela de la guérison de cette fracture, convenant au surplus qu'il faudrait plusieurs mois pour y réussir, *sans en déterminer* le nombre.

Deux mois s'étant écoulés, je tirai *en entier* la portion inférieure du tibia qui était depuis l'endroit de la fracture jusqu'à environ deux doigts de l'articulation, de la longueur de quatre travers de doigt, le trou de la moelle à l'endroit duquel il resta un grand vide ; le péroné s'était heureusement trouvé réuni sans avoir fourni d'exfoliation sensible, tint la jambe dans sa longueur ordinaire et fut d'un merveilleux secours à ce blessé.

Après la séparation de cette portion de l'os, je ne pansai plus la plaie que de trois en trois jours (ce que je faisais auparavant tous les jours régulièrement), et toujours avec la seule eau-de-vie pure ; et sans m'être rebuté d'un pansement si long, je conduisis cette jambe à une heureuse fin ; un *bon calus* s'étant formé au lieu et place de l'os si ferme et si solide que cet homme se soutenait dessus à merveille, sans en *avoir boîté* un seul jour ; mais ce ne fut qu'après une *année entière* d'un pansement très-exact qui fut fait tous jours pendant deux mois, puis de trois en trois jours, éloignant ensuite de plus en plus, et enfin le blessé le pouvant lui-même, de sorte que je ne l'allais voir qu'à mon loisir ; ce qui n'empêche pourtant pas que le blessé après sa guérison n'ait cette jambe *aussi longue, aussi droite* et de la même grosseur que la saine.

En deux coups de ciseaux pour ainsi dire j'aurais achevé de couper la jambe, tant la plaie était grande et tant il en restait peu d'entier.

Dans bien des cas de ce genre, l'amputation fut proposée, et souvent il ne tint qu'à une pure éventualité toute extra-scientifique qu'elle ne fût pratiquée ; d'autres fois, c'est l'autorité d'un chirurgien plus expérimenté ou plus osé qui décida en faveur de la conservation.

Est-il possible de poser des règles sur lesquelles on puisse s'appuyer dans ces cas ?

C'est presque impossible. Le jugement du chirurgien doit se baser sur trop de particularités pour qu'il soit possible d'ériger en loi les motifs de sa conduite.

Nous voyons par exemple Delamotte (observation 9), sollicité sans cesse pendant deux mois par un de ses confrères de couper « cette jambe qui était en mauvais

» état et tuméfiée à l'excès, etc., etc. ; mais comme le
» sujet était fort et vigoureux, qu'il avait le cœur *bon,*
» que *l'air était sain* et la saison favorable, » tenir bon,
et finalement conserver une jambe aussi longue, aussi
droite et de la même grosseur que *la saine.*

C'est qu'en effet, avant que de décider si l'on conservera ou si l'on amputera, il faut d'abord tenir compte de
la constitution de l'individu, de son âge pour la réparation future.

*Le jeune âge, l'adolescence, aussi bien qu'une bonne
constitution,* permettent la reproduction de portions d'os
considérables. Une fracture est toujours plus grave chez
un vieillard. Il y a a craindre en effet :

1. Que l'organisme ne puisse fournir les éléments
nécessaires à la réparation des os ; le périoste ne possède
plus la même activité formatrice que dans l'adolescence
et l'âge mûr.

2. Epuisement par une longue suppuration.

3. Que le décubitus dorsal prolongé pendant plusieurs
mois n'occasionne des troubles nutritifs importants, des
congestions hypostatiques graves peuvent se produire du
côté du poumon.

4. Il y a une grande facilité à la mortification de la
peau, dans les points qui supportent le poids du
membre.

Ces raisons sont-elles suffisantes pour motiver une
amputation ? Je ne le crois pas. L'hyponarthécie bien
comprise évitera la production des escharres. Une bonne
alimentation soutiendra les forces de l'organisme et lui
permettra de suffire aux exigences du travail réparateur.

Enfin les complications pulmonaires ne sont pas
fatales, malgré le décubitus dorsal longtemps prolongé.

Je ne crois pas que pour parer à des accidents *possi-*

bles, dans la marche d'une fracture compliquée, on doive pratiquer l'amputation du membre. Les accidents possibles ne sont pas nécessaires, et surviendraient-ils, qu'on ne devrait point désespérer pour cela ; l'observation des faits le prouve surabondamment.

La constitution atmosphérique est peut-être un élément moins important à considérer, car les complications qui peuvent en provenir s'adressent aussi bien à l'un et à l'autre de ces deux états. Les mêmes moyens palliatifs ou thérapeutiques peuvent leur être appliqués. Je dois dire cependant que la suppuration de la fracture est de beaucoup plus longue durée que celle d'un moignon, et que dès lors dans le temps d'une épidémie d'infection purulente ou autres accidents analogues, il vaut mieux amputer, surtout maintenant que, par le moyen des pansements occlusifs (A. Guérin), on peut soustraire complètement la surface de la plaie au contact de l'air ambiant.

Enfin il est encore un point à examiner avant de décider pour l'amputation ou la conservation. C'est la situation sociale du blessé. Un individu appartenant à la classe élevée de la société ne demandera rien tant que de se soustraire à une mutilation, dût-il conserver un membre qui lui sera complètement inutile. Un manouvrier ou tout autre individu voué à des travaux pénibles doit préférer la perte d'un membre à la conservation de ce membre déformé, amaigri, incapable de remplir utilement son office. On rencontre fréquemment des amputés de jambe qui, avec l'aide d'un pilon, peuvent transporter de lourds fardeaux et fournir une marche prolongée.

En plus de ces considérations générales, il en est d'autres qui ressortent de l'état de la blessure. Jusqu'à quel degré d'attrition les muscles peuvent-ils être amenés sans perdre leur vitalité ? Jusqu'à quel point un os peut-il être broyé sans que l'on puisse désespérer de sa restauration ?

Un grand nombre d'observations prouvent que le danger principal n'est point du côté des muscles ; on connaît beaucoup de cas où, malgré une suppuration considérable de ces parties, la guérison a pu s'opérer et le membre conserver néanmoins la presque totalité de ses fonctions. — L'observation précédente en est un bel exemple.

Nous verrons plus bas à propos du traitement quelle est la conduite à tenir dans ces cas.

Dans les fractures comminutives donnant à la main qui explore la sensation d'un sac de noix, l'amputation est inévitable (page 1).

Mais si la fracture ne présente que peu de fragments et surtout s'ils paraissent restés au contact l'un de l'autre, de telle sorte que le périoste ait pu n'être que peu décollé, la *conservation* pourra être tentée ; parfois il sera indispensable d'extraire un fragment faiblement recouvert de périoste et qui dès lors ne pourrait pas vivre.

Dans cette étude pronostique, je ne fais que signaler les complications tardives possibles dans ces fractures, je veux dire les raideurs articulaires dues à l'immobilité prolongée ou à une arthrite par propagation des accidents du foyer de la fracture, très-voisin de l'articulation ou même articulaire. Dans tous ces cas, la marche peut encore se produire assez facilement.

Traitement.

La succession des divers phénomènes morbides qui apparaissent dans l'évolution d'une fracture de jambe

compliquée de plaie me semble se disposer en deux catégories relatives à autant de systèmes anatomiques particuliers. Je rangerai dans une première période immédiatement consécutive au traumatisme, une série de
faits pathologiques attenant à la peau, au tissu cellulaire
sous-cutané et aux couches musculaires superficielles.
Cette distinction s'applique surtout aux fractures par
cause directe. Selon le degré de contusion, il y a production d'un gonflement modéré ; épanchement sanguin
sous la peau ou dans l'épaisseur des muscles, par le fait
de la déchirure des petits vaisseaux.

Ces accidents, indépendants de ceux dont l'os a été le
siége, sont les premières complications de la fracture et
à un degré variable, selon qu'il y aura tendance continue à la résolution des phénomènes inflammatoires du
début, ou au contraire inflammation confirmée et suppuration.

Sans entrer dans le détail des lésions des parties
molles, je peux dire dès maintenant, qu'elles sont le
siége d'une série de faits pathologiques qui constitue le
premier stade de la marche des fractures compliquées de
plaie. Durant cette première période de la maladie, l'attention du chirurgien est tout entière absorbée par le
développement de ces accidents inflammatoires et ce
pendant il y a pour ainsi dire silence complet du côté des
parties profondes, du côté de l'os en particulier.

Je citerai à l'appui de mon opinion ce passage du
traité d'Ollier sur la régénération des os : « Après les
« fractures compliquées de plaie, la réparation est re-
« tardée par l'inflammation qui survient habituelle-
« ment. Tant que cette inflammation dure, qu'elle
« occasionne de la fièvre et des désordres dans la nutri-
« tion générale, l'ossification ne se fait pas. »

Plus tard, apparaît un nouvel ordre de phénomènes :
« Une fois l'inflammation dissipée et la suppuration
« établie, le travail de réparation se fait. La suppuration
« ne l'empêche pas. » Il peut aussi alors se produire
des accidents en tout différents de ceux de la première
période. Dans celle-ci, il y avait à craindre l'exagération
dans la réaction inflammatoire, manifestée par une tendance à l'étranglement contre les lames aponévrotiques,
si on n'a eu le soin de débrider largement, ou encore la
production de fusées purulentes, de larges décollements
dus à la même cause.

Dans la seconde période, les accidents à craindre sont
ceux qui peuvent dépendre d'une mortification de l'os
dans une grande étendue, de la résorption purulente, de
la phlébite par l'inflammation de veines profondes bles-
sées par des esquilles. Enfin les accidents inhérents à
une suppuration trop longtemps prolongée, entretenue
par la présence d'un corps étranger resté dans le foyer
de la fracture ou l'isolement d'un fragment agissant de
même. Il est facile de voir la différence absolue des indications à remplir dans l'une et l'autre de ces périodes.

Un blessé se présente atteint d'une fracture de jambe
compliquée de plaie, produite par la chute d'un corps
pesant sur le membre fracturé. La nature des lésions
permet de tenter la conservation. Conséquemment que
faut-il faire?

1° La réduction rétablir le membre dans sa direction
normale. L'emploi du chloroforme pourra être d'un
grand secours dans les cas où la contraction musculaire
s'oppose à ce résultat. Si l'extrémité des fragments est
très-oblique et ne permet pas d'espérer leur juxta-posi-
tion constante, il faut pratiquer la résection de l'extrémité du biseau. Existe-t-il une esquille assez indépen-

dante et assez dénuée de périoste pour qu'on puisse penser que cette portion d'os ne pourra plus vivre ? Il faut la détacher aussitôt, agissant comme le fit Delamotte dans le fait suivant :

OBSERVATION X.

Régénération d'un fragment du tibia de 5 à 6 pouces.

Quelque temps après la guérison de ce blessé, nous eûmes, M. Des Rosiers et moi, une fracture à traiter à peu près pareille (Voy. l'obs. 373), et par une cause égale (passage d'une roue de charrette sur le membre blessé), à la différence que la fracture de celui-ci était évidente par ses deux extrémités ; elle était depuis sa partie moyenne et supérieure jusqu'à sa partie moyenne et inférieure, 5 à 6 pouces de distance d'une extrémité à l'autre où le corps de l'os était dans son entier sans qu'il y eût aucune esquille séparée du tout ; *la plaie était assez grande* pour découvrir toute cette considérable partie de l'os rompu en ces deux endroits, *accompagnée d'une contusion* et de lacérations extrêmes de toutes les parties qui l'environnent, ce qui nous fit prendre le parti, après mûre réflexion, de détacher par la dissection avec le bistouri les parties *membraneuses* qui étaient unies à cette portion du tibia. Sur le champ, plutôt que de commettre le soin à une longue suppuration qui aurait beaucoup retardé la guérison du cal, auquel nous ne doutâmes pas que la nature travaillât d'abord, l'obstacle qu'y aurait mis cette portion du tibia étant levé, comme il arriva à vue d'œil, *dès que les chairs contuses* et dilacérées se furent fendues par la dilacération, en sorte que cette jambe que nous regardions avec tout le risque où une fraction compliquée des plus terribles peut exposer un blessé, se fortifiait de jour en jour et qu'en 7 à 8 mois de pansements la plaie fut cicatrisée et la jambe se trouva rétablie par le secours d'un cal bon et solide qui se forma *au lieu et place* de l'os que nous avions tiré, sans que cette partie si dangereusement blessée fût différente de la saine, ni en grosseur, ni en longueur, à quoi contribua la réunion du péroné, qui se trouva faite en 30 jours. Cette réunion tint la jambe en état et de la longueur convenable, etc, etc. Pour cette raison ces deux blessés non-seulement n'ont point été boiteux, mais n'ont pas même senti la moindre incommodité depuis qu'ils ont été guéris.

Ces opérations préliminaires pratiquées, il faut maintenir la réduction par une *contention efficace*. Je ne passerai point ici en revue tous les appareils dont les chirurgiens d'autrefois se servaient à cette intention. Le bandage à dix-huit chefs n'est plus employé à notre époque. Nous avons des appareils plus faciles à préparer et remplissant mieux aussi les conditions exigées dans ces sortes de cas. L'appareil de Scultet est encore fréquemment mis en usage. Mon excellent maître, M. A. Guérin, l'emploie d'ordinaire ; cet appareil immobilise bien le membre, mais il présente l'inconvénient d'exposer à un déplacement toutes les fois qu'on renouvelle le pansement des plaies. Quelques chirurgiens se contentent de placer le membre dans une gouttière. Ce procédé me semble très-imparfait. S'il permet de fixer le pied à la pédale, il ne peut donner l'immobilisation complète du fragment supérieur qui pourra se déplacer dans tous les mouvements du tronc. J'en dirai autant de la boîte de J.-L. Petit, garnie avec des coussins ou remplie de son. J'ai vu cependant ce dernier moyen employé avec avantage à l'ambulance du Palais-de-l'Industrie, et je pense qu'on doit s'en servir dans les cas où il existe une réaction inflammatoire considérable, du côté des parties molles.

L'application d'attelles plâtrées préparées d'après le système de M. Maisonneuve me paraît le meilleur et en

même temps le plus simple de tous les appareils contentifs. On peut les appliquer dans tous les cas, il n'est point
de contours qu'elles ne puissent suivre lors de leur application. Le plâtre rapidement durci fournit ainsi un
moule qui *emboîte* le membre, le maintient en direction
et en longueur, et si, comme on doit toujours le faire,
l'extrémité de l'attelle postérieure ou latérale part de la
racine des orteils, pour suivre la plante du pied. On
maintient ainsi celui-ci à angle droit par rapport à la
jambe, évitant de la sorte cet écueil *constant* de tous les
autres appareils, qui ne peuvent lutter contre la tendance du pied à se porter dans l'extension, de telle façon
qu'une sorte de *pied équin* est la complication finale,
habituelle d'un grand nombre de fractures de jambe.

Outre ces avantages purement contentifs, les attelles
plâtrées laissent à découvert les parties du membre que
l'on a jugées devant être surveillées. Les pansements
sont faciles à appliquer. Ce squelette externe remplace
efficacement le squelette interne brisé et ne permet pas
le jeu des fragments. Enfin je lui reconnais encore un
avantage, c'est celui de permettre l'emploi de la suspen-
sion. La jambe placée dans un hamac repose aussi uni-
formément qu'elle pourrait le faire dans une gouttière,
mais avec le bénéfice de l'élévation du membre, favori-
sant la circulation en retour, et celui de pouvoir soustraire le talon à une pression continue, source de douleurs insupportables et parfois d'escharres ; la jambe
ainsi suspendue est pour ainsi dire rendue indépendante
du reste du corps, elle ne participe en rien à ses mouvements.

2° La réduction opérée, l'appareil appliqué pour la maintenir, quel pansement choisira-t-on ?

Delamotte pansait « avec des *remèdes anodins émol-*
» *lients* et *répercussifs* devant *contribuer* au *relâchement*
» des muscles et des tendons. »

A notre époque aussi, on emploie les émollients sous diverses formes ; tantôt ce sont de simples linges mouillés et renouvelés fréquemment, d'autres fois on a recours à l'irrigation continue. Ces deux procédés sont passibles du même reproche, celui de la discontinuité d'action, en ce que, si leur emploi n'est pas bien surveillé, leur action peut être interrompue et motiver une réaction très-fâcheuse. Le cataplasme de farine de lin, bien préparé, assez épais pour conserver son humidité et recouvert d'un taffetas gommé qui empêche l'évaporation me semble répondre parfaitement bien aux indications premières du traitement de ces sortes de lésions : Eviter la production d'un travail inflammatoire dans les masses musculaires. J'aurai, à propos des fractures par armes à feu, l'occasion de citer plusieurs cas où l'emploi de ce moyen a fourni d'excellents résultats.

Dans cette première période de la marche des fractures compliquées, il y a à redouter la suppuration profonde des muscles, la production de foyers intra ou inter musculaires. L'imminence de ce danger doit être l'obje d'une attention constante. Je crois que l'on doit revenir à la pratique des chirurgiens du xviii° siècle, qui ne craignaient point les larges et profondes incisions, donnant ainsi un facile écoulement au pus, qui autrement s'accumule, forme des collections profondes, produit des décollements suivant les interstices musculaires et le trajet des gaînes tendineuses. L'observation 14, empruntée à Delamotte, est remarquable à cet égard. Cette première période de l'évolution des fractures, compliquée de lésions graves des parties molles, peut durer un temps plus ou moins long ; l'emploi des topiques émollients ne doit cesser que le jour où la jambe aura repris sa souplesse quasi-normale, où il n'y aura plus de tension de la peau et des membranes aponévrotiques, par le fait du gonflement des parties molles profondément situées. Lors donc que la production du pus ne sera plus que selon la nécessité du travail de réparation, le pansement par les émollients pourra être supprimé et remplacé par une application de charpie sèche en bourdonnets, destinée à absorber le pus, et pour bien remplir ce but, le pansement devra être fait deux fois dans les vingt-quatre heures. Le foyer se rétrécit chaque jour, les bourgeons charnus finissent par recouvrir toute la surface osseuse fracturée, ou seulement une partie, c'est dans ce dernier cas que le stylet conduit dans la plaie rencontre une surface osseuse dénudée, qui non susceptible de revivre entretiendra la suppuration jusqu'à ce qu'elle se soit détachée ou que le chirurgien l'ait séparée. Cette circonstance se produit dans la plupart des fractures compliquées. Mais le travail de consolidation ne s'en est pas moins opéré et la jambe est solide, depuis longtemps le blessé se lève qu'il reste encore un trajet fistuleux conduisant à une esquille encore adhérente en quelques points au reste de l'os. Pour hâter la cicatrisation, il faut chercher à les détacher le plus tôt possible. Il est bon d'appliquer tout d'abord sur la plaie un linge troué recouvert d'un corps gras (glycérine) et par-dessus on dispose les autres pièces du pansement.

Cette façon de procéder est plus rapide et évite l'agglomération de la charpie avec les tissus en suppuration. Dans les cas où il existe de vastes foyers de suppuration, des points de mortification des parties molles, il est bon de faire des lavages avec des préparations alcooliques qui désinfectent et stimulent les plaies. La charpie qui servira au pansement doit aussi en être légèrement imbibée, de façon à pouvoir encore absorber le pus, ce qui ne se pourrait si on la tassait entre les mains, comme on le fait souvent à tort.

Il est dans cette classe de fractures deux catégories bien distinctes :

PREMIÈRE CATÉGORIE.

Celles où la réduction est possible par de simples tractions ou par le fait d'incisions facilitant la rentrée des fragments, mais sans perte de substance aux os.

DEUXIÈME CATÉGORIE.

Il faut enlever des esquilles indépendantes ou pratiquer la résection de l'extrémité des fragments dans une longueur variable.

Dans la 1re catégorie, il n'y a à lutter que contre les accidents inflammatoires pouvant survenir du côté des parties molles.

Mais dans la deuxième catégorie, il faut surveiller de de bien plus près la position du membre, la façon dont l'extention est faite. Ces indications bien remplies permettent que le membre puisse recouvrer sa longueur normale ou à peu près, comme le prouvent les faits suivants :

Delamotte, dans un cas de fracture compliquée du tibia, enlève, *en conservant le périoste*, six pouces de la diaphyse de cet os, et voit au bout de huit mois son malade complétement guéri.

Coutavoz, détache une pièce osseuse longue de cinq pouces trois lignes, comprenant tout le cilyndre du tibia, *il conserve le périoste*. Six mois après, malgré toutes sortes d'accidents, la jambe était solide, plus courte seulement de deux pouces, le malade vaquait à tous ses exercices en se servant de cette jambe.

Bilguer rapporte qu'il scia un morceau du tibia de cinq pouces de long, qu'il enleva dit-il avec sa moelle; au bout de quatre mois, le malade fut rétabli. La jambe était un peu plus courte que l'autre, mais cela n'empêchait pas que le soldat en question ne marchât et ne sautât facilement.

Les esquilles extraites de la jambe fracturée d'un malade par Dupuytren représentaient le tiers moyen du péroné, dans l'étendue de trois pouces; la guérison fut parfaite.

Quatre pouces du tibia enlevés aussi n'empêchèrent pas le malade dont parle Van Swiéten de guérir, sans *raccourcissement* du membre fracturé.

Diemerbroeck, appelé pour amputer une jambe fracturée, réséqua deux doigts de longueur du tibia ; le malade guérit sans raccourcissement du membre.

Bagieu, qui combat J.-L. Petit et Duverney, rapporte au long le fait du commissaire Lavillurnois qui voulait se faire couper la jambe et qui guérit en lui réséquant le tibia.

Wilmer (Cuses and remarks insurgery, etc. London, 1779, p. 213.) cite le fait d'une fracture comminutive par écrasement de la jambe; la résection, l'extraction de toute l'épaisseur du tibia eurent lieu dans l'étendue de quatre pouces et le malade guérit, à ce qu'il paraît, sans raccourcissement sensible.

On voit dans la plupart de ces faits le soin avec lequel les opérateurs ont conservé le périoste, et leur pratique empirique, à cette époque, est d'accord avec la pratique moderne basée sur les notions physiologiques récentes. La plaie de la fracture est transformée en plaie d'un membre réséqué, susceptible dès lors de tous les moyens thérapeutiques adaptés à cet état de choses, appareils de contention, modes de pansement. En se conformant à ces principes, on peut conduire à guérison des fractures très-graves, jugées cas d'amputation par bien des chirurgiens. Les observations suivantes font foi de ce que j'avance ici.

OBSERVATION XI.

Fracture par cause directe des os de la jambe gauche à leur partie moyenne. — Plaie consécutive. — Hôpital Saint-Louis. — Service de M. A GUÉRIN, salle Saint-Augustin, n. 52.

Coutin Emile, âgé de 15 ans, entré le 15 septembre 1869, tomba devant un wagon en marche, une roue passa sur la jambe gauche suivant un trajet oblique. La peau est excoriée au niveau du mollet, mais sans plaie profonde. Fracture du tibia à la partie moyenne, et du péroné au quart inférieur. Pas de déplacement. Tension considérable des parties molles de la jambe et du genou. Application immédiate d'un appareil de Scultet. Topiques réfrigérants sur le genou.

18 septembre. — L'appareil est levé, pour la première fois. Phlyctène, au niveau du mollet. Tension générale des tissus. Peu de douleurs.

22 septembre. — La peau est escharifiée, suivant un trajet oblique contournant la face interne du mollet, sur une longueur de 10 centimètres pour 1 centimètre de largeur.

26 septembre. — Troisième pansement. Autour de l'eschare citée plus haut, suintement d'un liquide noirâtre, ressemblant à du sang coagulé provenant d'un épanche-

ment sous-jacent. Linge cératé sur la plaie. Compresses imprégnées d'eau-de-vie camphrée sur le reste de la jambe. Appareil de Scultet.

29 septembre. — Incision d'un décollement siégeant à 5 centimètres au-dessus du foyer de la fracture. Il s'écoule un demi-verre de sang noir coagulé.

31 septembre. — Tube à drainage pour favoriser l'issue du pus qui se produit dans ce clapier.

3 octobre. — Rougeur de la peau depuis le foyer de la fracture jusqu'au cou-de-pied. — T. 398, p. 104.

5 octobre. — Cette rougeur disparaît.

8 octobre. — Suppuration plus abondante au niveau de la partie escharifiée et aussi de l'autre côté de la jambe un peu plus bas.

10 octobre. — La peau est détruite dans une certaine étendue au niveau de ces deux foyers de suppuration et donne accès dans une excavation qui communique avec le foyer de la fracture.

12 octobre. — Ulcération de la peau au niveau de l'extrémité du fragment inférieur.

17 octobre. — Suppuration moins abondante bien localisée au foyer de la fracture, la jambe parfaitement saine dans le reste de son étendue ne présente ni gonflement ni rougeur.

27 octobre. — La suppuration est presque complétement tarie. Pansement simple. Scultet.

31 octobre. — Au niveau de chaque plaie, petite surface bourgeonnante.

8 novembre. — Consolidation parfaite.

15 novembre. — Cicatrisation complète.

OBSERVATION XII.

DELAMOTTE (traité de chirurgie). Observation CCCLXXXI.

Au mois de février de 1709, je fus prié avec M. Des Rosiers d'aller à la paroisse d'Yvetot pour voir un jeune

homme qui avait la jambe droite rompue en sa partie inférieure à deux travers de doigt de l'articulation dont la plaie
était si grande que les extrémités des deux os sortaient de la
longueur de deux pouces ou environ ; après que nous eûmes
fait le lit de ce blessé, nous travaillâmes d'abord à réduire
les extrémités de ces os ; ce qui fut une des plus difficiles
opérations qui nous soient tombées entre les mains, non-
seulement à cause des efforts qu'il fallait faire ; mais par la
crainte d'arracher le pied, tant il restait peu de téguments
en entier et qu'il paraissait facile de le séparer.

Après que la réduction des os fut faite, nous pensâmes
cette grande blessure avec des remèdes anodins, émollients et répercussifs devant contribuer au relâchement des
muscles et des tendons qui étaient extrêmement tendres et
tuméfiés ; et l'effet en fut si heureux qu'après 5 ou 6 jours
il n'y parut plus aucune tension ; mais la fièvre était survenue au septième ou huitième jour.

Les douleurs s'étant beaucoup augmentées et toute la
jambe s'étant tuméfiée et enflammée à l'excès, nous trouvâmes à propos de nous servir d'un cataplasme résolutif
et confortatif sur toute la jambe et de vin pour humecter
et imbiber les compresses et le bandage.

Il se forma plusieurs abcès dont l'un était situé en la partie moyenne et interne de la jambe et l'autre en sa partie
supérieure et externe, que nous ouvrîmes dès que nous trouvâmes lieu de le faire et qui fournirent une longue suppuration avant de pouvoir être cicatricés.

Ce qu'il y eut de fort extraordinaire fut que le côté de la
fracture tomba dans une paralysie complète depuis la tête
jusqu'aux pieds et l'autre côté en convulsions ; nous espérions
que cette longue suppuration pourrait tirer ce blessé de ce
fâcheux et triste état ; mais ces accidents persévérèrent
malgré tous les remèdes que nous pûmes tenter, ce côté
resta paralytique, et les convulsions cessèrent à mesure
que la guérison de cette fracture approchait, qui *fut parfaite en deux mois et demi* ou environ, sans nous être aper-

çus qu'il se soit fait d'exfoliation sensible aux extrémités de ces os, quoiqu'elles eussent paru comme je l'ai dit, excéder chacune de plus d'un pouce au delà des chairs.

Réflexions.

Une gelée des plus violentes se faisait sentir qui fut cause que le cheval sur lequel ce jeune homme était monté tomba sous lui, et en se relevant, il lui mit le pied sur la partie inférieure et externe de la jambe, qui étant posée à faux, fut enfoncée de manière que les extrémités des os rompus percèrent les téguments à deux travers de doigt de la malléole interne et sortirent par cette plaie, où les muscles et tendons qui se trouvent en quantité à cet endroit furent tous contus et dilacérés, et plusieurs vaisseaux ouverts.

OBSERVATION XIII (personnelle.)

Fracture de jambe compliquée de plaie, au 1|3 inf.

Le nommé Alexandre, Louis, âgé de 40 ans, homme de peine entré à l'hôpital Saint-Louis, salle Saint-Augustin, n. 66, le 20 octobre 1869, portait avec trois autres hommes une pièce de bois pesant 300 kilog. environ, les autres se retirent, lui ne peut le faire aussi vite, la jambe est prise sous la pièce de bois, fracture. A son entrée à l'hôpital le malade était dans l'état suivant : la jambe est fortement fléchie en avant et en dedans, il existe une plaie sur le trajet du péroné au niveau de la fracture de deux centimètres de largeur.

Autre plaie de 1 centimètre et demi environ au niveau du tibia. Ces plaies communiquant avec le foyer de la fracture, la peau est devenue relativement trop longue, est comme bouillonnée, la jambe n'a plus forme, il existe un chevauchement énorme de 5 centimètres environ produit par le glissement du fragment inférieur remontant en dedans du fragment supérieur. La réduction s'opère avec facilité, le membre est placé dans une gouttière qui maintient assez bien les fragments en place, on fait l'occlusion avec de la baudruche collodionnée.

22 octobre. — Tuméfaction modérée de la jambe sans rougeur ni douleur. Pas de fièvre, soir, 37-2.

24 octobre. — La tuméfaction de la jambe a diminué, pas de rougeur, pas de douleur, il n'y a qu'un suintement séreux à la partie interne de la membrane obturante, la jambe parfaitement droite bien maintenue dans la gouttière, On continue les applications d'eau froide. Soir, 37. 2. 68 P.

29 octobre. — Il existe de la rougeur et tuméfaction autour de la plaque collodionnée, on l'enlève et on constate une rougeur assez vive de la peau avec tuméfaction d'environ la largeur de la main sur la face antérieure de la jambe autour du foyer de la fracture, les trois plaies sont béantes et suppurent sur leurs bords. Cataplasmes.

L'occlusion dans ce cas n'était pas indiquée, lorsqu'il y a contusion violente des tissus, je crois qu'on ne doit rien espérer de ce moyen qni peut être bon dans le cas où les parties molles n'ont pas subi de grand délabrement comme dans ce cas et celui n. 62. Dans ce cas le Scultet, associé aux émollients et résolutifs, sont les meilleurs moyens. La gouttière ne maintient pas, le bassin dans ses mouvements entraîne le fragment supérieur.

1er octobre. — La rougeur a presque complétement disparu sous l'influence des cataplasmes continués jusqu'à ce jour. Les trois plaies suppurent sur leurs bords. La suppuration est si peu abondante que l'on serait tenté de croire qu'elles ne sont pas pénétrantes, cependant elles intéressent plus profond que la peau. Le gonflement existe toujours autour de la fracture, 5 centimètres au-dessus et au-dessous, le malade est très-tranquille, la jambe conserve sa rectitude.

On sent à la face interne de la jambe le fragment inférieur qui soulève la peau *en dedans* du fragment supérieur, c'est l'inverse de la disposition habituelle.

5 novembre. — On continue les cataplasmes, il n'y a plus de rougeur, les plaies suppurent peu. La pulpe du doigt introduit dans celle correspondant au tibia permet de sentir à nu le fragment inférieur.

10 novembre. — Toute inflammation a disparu, la plaie externe est cicatrisée, celle interne suppure seule et peu, pansement à plat.

17 novembre. — Se plaint de souffrir à la partie interne de la jambe, on continue le pansement à plat. Il n'y a presque plus de suppuration.

30 novembre. — Rougeur et tension assez considérable des parties molles au côté interne de la jambe. La gouttière est remplacée par un Scultet. Pansement à plat.

22 septembre. — Les pièces du pansement sont traversées par le pus, on enlève l'appareil. Fluctuation très-évidente dans la hauteur de vingt centimètres, an-dessus du foyer de la fracture. Une incision pratiquée dans toute cette étendue donne issue à un verre de pus sanguinolent. Le doigt introduit par cette incision pénètre dans un vaste clapier communiquant avec le foyer de la fracture, on y rencontre une surface osseuse dénudée, le davier retire cette partie d'os qui semble appartenir au tibia. On sent les os isolés dans une certaine étendue, mais partout recouverts de leur périoste. Le membre est replacé dans une gouttière, cataplasme.

23 novembre. — La plaie suppure bien, pus sanguinolent, l'extrémité du fragment *est à nu* à la partie inférieure de la plaie ; ce fragment remonte considérablement *en dedans* du fragment externe, il y a cinq centimètres de différence entre le niveau des deux fragments (chevauchement de cinq centimètres). Le fragment supérieur soulève un peu la peau de la jambe au niveau de son extrémité, il n'y a pas plus de rougeur des parties molles ni tension. Cataplasmes.

30 novembre. — La plaie bourgeonne très-bien, se comble dans la profondeur, état général excellent. Pas de fiè-

vre. On remplace le cataplasme par un pansement à plat
avec linge cératé.

5 décembre. — Suppuration peu abondante. Bourgeonnement très-actif, l'excavation se comble de plus en plus,
l'extrémité du fragment inférieur tend à se recouvrir.

14 décembre. — Les bourgeons charnus ont fait dispa-
raître presque complétement l'excavation décrite ci-dessus ;
le fragment inférieur est recouvert.

J'ai su depuis que ce malade avait parfaitement bien
guéri avec un raccourcissement de quatre centimètres.

Ce fait démontre d'une façon péremptoire qu'une
large communication du foyer de la fracture ne gêne
pas notablement le travail de réparation.

Il n'y a eu qu'une exfolation insensible de l'extrémité
des fragments.

L'état général a toujours été excellent, à peine y eut-il
un léger mouvement fébrile vingt-cinq jours après l'accident, lors de la formation du foyer de suppuration, qui
fut ouvert le 22 novembre.

OBSERVATION XIV (Delamotte).

Le nommé Firet, âgé de plus de 40 ans, fut renversé de
son cheval en 1758 dans une rue mal pavée du Quesnoy.
Les deux os de la jambe furent écrasés vers leur partie
moyenne, de manière qu'on aurait pu mouvoir en tous sens
la partie inférieure de cette extrémité. Un chirurgien qui
se fut cru avisé eût pu lui couper la jambe dans la fracture
même ; il ne fallait qu'un bistouri pour cela. Un autre plus
au fait des règles de cette amputation la lui aurait coupée
au-dessus, dans l'endroit ordinaire, et sans craindre d'ê-
tre désapprouvé. La chose se tourna autrement : ces
deux chirurgiens tentèrent de conserver cette jambe et pour
réussir ce ne fut pas sans peine. Une cure de cette importance doit nécessairement en supposer, et c'est par là que

nous prétendons justifier la conduite qui a été tenue. Les accidents furent extrêmes, on le conçoit. On m'en fit un détail journalier dans le temps, pour décider si l'on couperait la jambe, je ne fus pas de cet avis puisque l'on ne s'y était pas déterminé d'abord, du moins je fus d'avis que l'on retardât encore. Il survint des dépôts dans le lien de la fracture, de même à la partie inférieure de la jambe, accompagnés de mortification depuis la malléole externe jusqu'à la partie supérieure de la jambe, Les dépôts furent ouverts et la gangrène fut attaquée à coups de bistouri et de puissants anti-putrides ; il sortit plusieurs fragments d'os par ces ouvertures faites à propos ; deux entre autres qui me furent remis : l'un de toute l'épaisseur du tibia. et de plus de deux pouces de longueur et de sept lignes de largeur. Un nouveau dépôt se forma dans la partie interne et fut accompagné de dilacération dans le corps des muscles ; il fut ouvert depuis la malléole de ce côté jusqu'à sa partie supérieure, mais *la suppuration ne pouvant avoir une libre issue*, on fit une autre ouverture étendue qui fut entretenue ouverte avec des dilatants. On tira de grands avantages de cette autre ouverture, tant par la facilité que la suppuration eut de sortir par là que par la sortie de plusieurs esquilles.

Enfin les *bons soins*, la régularité des pansements et l'intelligence agirent si efficacement, que le blessé a guéri si parfaitement qu'il n'a cessé le service de postillon, sa jambe étant aussi ferme et aussi droite qu'elle l'était avant la blessure.

OBSERVATION XV (Bilguer.)

Un soldat du régiment des cuirassiers de Gessler, nommé Sukrafka, fut blessé à la jambe en faisant l'exercice avec son régiment, de façon que les os furent brisés par leur milieu, et avec beaucoup de fêlures dans leur longueur. Après avoir mis à nu toutes les fentes des os, je sciai un morceau du tibia de cinq pouces de long que j'enlevai avec sa moëlle ; je détachai avec des pinces les parties inutiles et saillantes du péroné, j'arrangeai ensuite les os dans leur situation naturelle et au bout de quatre mois le malade fut rétabli. Cette jambe est un peu plus courte que l'autre : mais cela n'empêche pas qu'il ne marche et ne saute avec facilité. M. de Alvousbeben, enseigne aux gardes, reçut à Forgon une blessure au-dessus du pied, qui brisa les os du tibia et du péroné et les fragments portés par le coup les uns sur les autres formaient une espèce de triple étage ; je fus obligé de faire un grand nombre de *profondes* incisions, et il fut *bientôt assez* bien pour que je puisse remettre le soin du reste de la guérison au chirurgien du régiment. Dans le moment où j'écris ceci, il y a dans l'hôpital de Forga des blessés dont les os étaient si fortement rompus et brisés que jusqu'à présent les chirurgiens n'auraient pas pensé à les guérir sans amputation, et qui sont cependant tous en train de guérison par la méthode que j'ai indiquée : (Larges incisions. Extirpation d'esquilles. Emollients,) Il y a même peu de nos chirurgiens d'armée qui ignorent que il est heureux aussi dans nos hôpitaux que des blessés, pour lesquels on avait résolu l'amputation, et qui la voyant arriver avec horreur, étant déjà placés pour la subir, l'opération ayant été différée par un événement, soit par leur résistance, et la méthode que j'ai indiquée ayant été mise en usage, ils ont guéri contre l'idée de tout le monde, ont conservé leur membre et s'en servent *avec aisance.* On comprendra d'après cela combien l'on a tort le plus souvent d'amputer les membres.

OBSERVATION XVI.

Société de chirurgie. — Séance du 29 novembre 1856.

M. Robert présente un malade à qui il a enlevé une partie de la diaphyse du tibia et communique l'observation suivante :

Fracture comminutive de la jambe compliquée de plaie. — Résection d'une partie de la diaphyse du tibia de plus de 6 centimètres. — Réparation de l'os. — Guérison.

On sait depuis longtemps que dans certains cas de fractures graves de membres, on a pu faire avec succès la résection des fragments et enlever des parties considérables de la diaphyse des os. La perte de substance s'est réparée et la continuité des fragments s'est rétablie au point de rendre à l'os fracturé la plénitude de ses fonctions. Ces rares triomphes de la chirurgie conservatrice sont curieux *pour la science et importants surtout* au point de vue pratique ; Aussi ai-je pensé que la Société de chirurgie recevrait avec intérêt la communication d'un cas de ce genre que j'ai récemment observé.

A l'exposé des faits je joindrai la présentation du sujet lui-même.

Le 20 août 1855, le nommé Durand, cocher, âgé de 25 ans, conduisait une voiture dans le bois de Meudon, lorsque celle-ci heurtant contre un talus s'inclina fortement et le fit tomber sur le côté. La jambe droite fut prise entre les rayons de la roue de devant, qui, dans son mouvement de rotation, l'emporta et le fit culbuter sur la route. Il se releva pour courir après ses chevaux; mais sa jambe était fracturée et dans l'effort qu'il fit le fragment supérieur perça la peau et le pantalon et vint se ficher dans le sol. Relevé et transporté à Meudon, chez son maître, il reçut les premiers soins de MM. les docteurs d'Obœuf et Déclat. Le membre fut placé sur une planchette et sa plaie couverte de glace que l'on renouvelait souvent. Ce traitement fut continué pendant trois semaines, mais à cette époque on remarqua que les fragments ne pouvaient être maintenus en rapport; et comme d'ailleurs la fracture était comminutive, l'amputation du membre parut urgente, et M. Pinel Grandchamp fut mandé pour la pratiquer.

Ce chirurgien considérant que malgré le *fracas des os* et *l'étendue de la plaie* les vaisseaux et les nerfs principaux du membre n'étaient pas lésés, que les désordres principaux intéressaient la région intérieure de la jambe là où *se trouvent le moins* de partie molle, *tenant compte* de la jeunesse du malade, de sa *bonne constitution* et des conditions hygiéniques dans *lesquelles* il se trouvait, ce chirurgien, dis-je, pensa devoir tenter la conservation du membre.

Le malade ayant été chloroformé, il pratiqua l'extraction de plusieurs esquilles très-considérables, puis il régularisa par la résection l'extrémité des bouts de l'os. La diaphyse du tibia subit une perte de substance *de plus de 9 centimètres*. Quant au péroné, il paraissait avoir été fracturé en haut et en bas près de ses extrémités, mais il était intact au niveau de la plaie, il *ne fut point touché*.

Après cette opération le membre fut placé dans un appareil simple et soumis au traitement ordinaire des fractures avec plaie.

Le 16 octobre suivant, c'est-à-dire six semaines après l'accident, il fut admis dans mon service à l'hôpital Beaujon.

A cette époque, la plaie était encore considérable et fournissait beaucoup de pus, mais le vide résultant de la perte de substance paraissait déjà comblée par des bourgeons charnus d'une consistance remarquable.

Au commencement de novembre, je fis successivement l'extraction de deux portions nécrosées d'un centimètre d'épaisseur appartenant à la surface réséquée des deux fragments ; à partir de cette époque, la suppuration diminua notablement. J'omets ici à dessein les détails des phénomènes successifs que présenta la plaie pendant plusieurs mois et des difficultés que l'on éprouva à maintenir la jambe dans une bonne conformation pour soutenir le pied dont le talon devenu très-douloureux s'était profondément ulcéré.

Le malade par *sa jeunesse et sa bonne constitution* résista sans trop dépérir à toutes ces épreuves et vers la fin de février 1856 il ne lui restait plus qu'une plaie superficielle de peu d'étendue. Un os nouveau tendait évidemment à se constituer dans l'intervalle des fragments et paraissait avoir déjà la consistance cartilagineuse.

A la fin du mois de mars la cicatrisation était complète et le cal beaucoup plus consistant. La jambe mesurée de la tubérosité antérieure du tibia au sommet de la malléole interne était de deux centimètres seulement plus courte que la jambe saine. Quant au péroné, il avait conservé sa longueur naturelle ; mais pour se prêter au raccourcissement que le travail de la cicatrisation imprimait chaque jour au tibia, il avait subi dans son extrémité supérieure un déplacement fort remarquable déjà signalé par M. Malgaigne, et que j'ai plusieurs fois observé dans les cas de fractures du tibia très-obliques et accompagnées de chevauchements des fragments. Cette extrémité supérieure avait glissé peu à peu contre la facettte oblique du tibia et se trouvait dans un état de subluxation en dehors et en arrière, formant une saillie douloureuse à la partie externe et supérieure de la jambe.

Pendant les mois d'avril et mai il ne survint rien de notable, si ce n'est une fièvre syncope qui dura quinze jours et retarda le travail de consolidation.

Le 15 juin, l'os nouveau paraissait solide et permettait au malade de lever la jambe. Cependant je crus devoir prescrire un appareil mécanique destiné à soutenir le membre, et soustraire le cal au poids du corps. Cet appareil est habilement exécuté par M. Charrière, mais dans un effort que fit l'ouvrier pour l'essayer l'os nouveau se fracture. Je dus recourir au repos et à l'application d'un bandage inamovible en stuc, qui fut maintenu jusqu'au 25 septembre, époque à laquelle le cal était redevenu solide. Le malade put supporter son appareil mécanique et marcher.

Le 25 octobre il quitte l'hôpital. La jambe paraît ferme, l'os nouveau est régulier et présente à peu près le volume de l'os ancien. Il est recouvert d'une pellicule cicatricielle très-mince, adhérente et cependant d'une bonne consis-

tance. La mensuration ne fait constater que deux centimètres de raccourcissement.

Le malade marche facilement et sans douleurs avec sa
jambe artificielle, qu'il devra garder pendant longtemps,
je pense, s'il ne veut exposer le cal à s'infléchir ou même
à se fracturer de nouveau.

OBSERVATION XVII.

M. Richard rapporte à ce sujet le fait d'un homme à
qui il a extrait un fragment du tibia de 14 cent. de longueur. — Le malade avait une fracture double du tibia.
M. Richard passa six semaines sans y toucher ; pendant ce
temps il se déclara des accidents graves, qui cependant
s'apaisèrent ; le périoste se détacha et bourgeonna par sa
face interne, de sorte que l'os était entièrement libre
quand il fut extrait. La guérison *eut lieu sans raccourcissement.* La reproduction de la portion d'os enlevée fut due
sans doute au périoste qui se trouvait presque intact.

OBSERVATION XVIII.

M. Larrey a vu au Val-de-Grâce un cas analogue à celui
que vient de présenter M. Robert, mais moins grave cependant.

Il s'agissait d'une fracture comminutive compliquée du
tiers supérieure du tibia par écrasement, dû à un coup de
pied de cheval. Plusieurs fragments d'os extraits ou éli-
minés laissèrent une perte de substance de plusieurs centimètres, qui ne se répara que très-lentement d'une
manière incomplète par les extrémités fracturées, en
déterminant comme dans le cas actuel une subluxation de
la tête du péroné.

M. Larrey présume que chez de très-jeunes sujets, le
péroné, plus flexible, au lieu de subir en pareille circonstance un déplacement articulaire partiel, aurait de la
tendance à s'incarner plus ou moins dans sa diaphyse.

OBSERVATION XIX.

Velpeau. — (Médecine opératoire).

Wilmer (Cases and remarks insurgery, etc., London 1779, p. 213) cite ce fait d'une fracture comminutive par écrasement de la jambe ; la résection, l'extraction de toute l'épaisseur du tibia eurent lieu dans l'étendue de quatre pouces et le malade guérit à ce qu'il paraît, *sans raccourcissement sensible.*

Un malade a le tibia brisé par un biscaïen, les os se déplacent et traversent la peau. Le chirurgien enlève les esquilles, scie le tibia en haut au-dessous du ligament rotulien et en bas à quatre travers de doigt au-dessus de l'articulation tibio-tarsienne, dit Theden (Neve Bemers Kigen, etc., T. II p. 44. 1788.)

Appareil de fracture, exfoliation à chaque bout de l'os, cure complète en vingt-deux semaines, cal solide et nul raccourcissement. La résection de plus de deux pouces de toute l'épaisseur du tibia réussit à Ch. Hall. La guérison eut lieu au bout de trois mois ; cal complètement ossifié après cinq mois. Le malade se sert très-bien de sa jambe, qui est à peine plus courte que l'autre. (Bettre a B. Gooch med. and Chirurg. (Observ., etc., T. III, p. 79. 1773.)

Bettre B. Gooch ajoute en note qu'il a donné le conseil d'une opération semblable, alors qu'il était encore à Warwich ; qu'elle eut le succès le plus complet, et qu'une suite de faits analogues l'ont convaincu des avantages de cette pratique.

OBSERVATION XX.

Bagieu. Fracture transversale des deux os à une ou deux lignes de l'articulation ; pied renversé en dehors et assujetti par l'extrémité fracturée du tibia, après qu'il eut percé de toute son épaisseur la capsule et la peau ; réduction *impossible,* incision latérale d'abord, résection de la totalité du tibia ensuite, pour dégager le pied. Accidents inflammatoires, dépôts, séparation en différents temps de la plus grande partie du tibia fixée sur l'astragale. Le reste de cet os se fit jour plus tard ; la cicatrisation eut lieu par ankylose et la marche devint facile.

OBSERVATION XXI

Résection des deux os. — VELPEAU (Médecine opératoire).

Un homme eut la jambe droite fracturée transversalement à cinq travers de doigt au-dessus de l'articulation tibio-tarsienne. Les bouts de l'os sortaient de plus de deux pouces et *leur réduction n'avait pu être obtenue* par plusieurs médecins et chirurgiens qui l'avaient essayée; on devait amputer le membre dans la solution de continuité même. — Rossius appelé fit observer que le pied était sain, qu'il fallait tout tenter avant d'en venir là et commencer par enlever les portions d'os dépouillées de périoste. Après avoir recisé les bouts saillants avec une scie dont les dents étaient très-fines, Rossius replaça les os à l'aide d'une *extension modérée* et les maintint au moyen d'un bandage convenable.

Les douleurs atroces que le malade éprouvait disparurent, quelques exfoliations se firent, et au bout de *deux mois*, la plaie fut fermée. — Au quatrième mois le blessé put marcher. — Quant Rossius le rencontrait dans la ville, cet homme accourait au-devant de lui, et lui donnáit les témoignages les plus expressifs de respect et de reconnaissance.

Consult. et observ. salut. (p. 93, 1608.)

2ᵉ Variété.

FRACTURES PAR ARMES A FEU.

Pronostic.

« Dans les plaies d'armes à feu, où les os sont inté-
» ressés, la conduite du chirurgien, dit Boyer, doit être
» différente suivant le volume et la figure du corps vul-
» nérant et la grandeur du désordre que les os et les
» parties molles ont éprouvé. »

« Lorsqu'une balle a rencontré un os et que la frac-
» ture est sans éclat, ce qui est rare, la plaie peut être
» aussi simple que si elle avait été faite par un instru-
» ment contondant ordinaire. Mais lorsque l'os ou les
» os dont le membre est composé sont brisés en éclats,
» la plaie est toujours très-grave et devient souvent
» mortelle, si on n'a pas soin de la traiter d'une manière
» méthodique et de prévenir par là des accidents qui
» causeraient la ruine de tout le corps.

» *Dans les cas de cette espèce, la première chose que*
» *le chirurgien doit faire, c'est de juger, d'après la si-*
» *tuation de la plaie, la nature et l'étendue du désor-*
» *dre que les parties molles et les os ont éprouvé, si le*
» *membre peut être conservé ou s'il est tellement affecté*
» *que son amputation soit absolument indispensable*
» *pour sauver la vie du malade. Mais pour porter ce*
» *jugement, ce n'est point assez d'une connaissance pro-*
» *fonde des principes de l'art, il faut encore une grande*
» *perspicacité et une longue expérience.* »

Boyer conclut à l'amputation dans les délabrements

considérables produits par un biscaïen, un éclat de bombe, d'obus, de grenade.

« Cependant, ajoute-t-il, nous devons avouer fran-
» chement qu'il est bien difficile de se décider sur la
» nécessité indispensable de l'amputation dans ces cas ;
» car on a souvent vu des plaies d'armes à feu avec
» grand fracas des os, contusion énorme et déchire-
» ment considérable des parties molles, où l'on a évité
» avec succès cette opération. — Boucher, dans un ex-
» cellent mémoire inséré parmi ceux de l'Académie
» royale de chirurgie, en rapporte un assez bon nombre
» d'exemples; on en lit beaucoup d'autres dans les écrits
» des observateurs. Mais souvent aussi on a eu lieu de se
» repentir de ne l'avoir pas pratiquée. Des accidents
» graves étant survenus en très-peu de temps, s'étant
» multipliés et ayant pris un tel degré d'intensité que
» les malades n'ont pas tardé à succomber. »

« Quel conduite faudra-t-il donc tenir dans le cas dont
» il s'agit ? »

« Devra-t-on pratiquer l'amputation, ou abandonner
» le malade aux ressources de la nature et tenter de lui
» conserver son membre ? Nous n'entreprendrons pas
» de résoudre, d'une manière absolue, une question
» aussi difficile ; mais nous allons présenter quelques
» considérations qui pourront aider le jeune praticien
» dans une circonstance aussi embarrassante. » Boyer
donne alors le conseil d'explorer la lésion osseuse en pra-
tiquant de grandes incisions, d'enlever aussitôt les esquilles qui n'ont pas chance de vie, etc., etc. Oserais-je,
après l'abstention d'une autorité si imposante, me prononcer dans le jugement de cette question de l'amputation ou de la conservation dans les cas de fracture par
armes à feu ? Assurément non. J'exposerai seulement les

réflexions que m'a suggérées l'observation des faits suivants :

A. Fractures au voisinage des extrémités articulaires.

OBSERVATION XXII (Personnelle)

Hôpital de la Charité. — Service de M. le professeur DENONVILLIERS, Salle Sainte-Rose, n° 20.

DERUE, Marie, 36 ans, d'une excellente constitution, fut blessée le 24 mai, rue Mazarine. Une balle traversa directement de dehors en dedans l'extrémité supérieure du tibia, à deux centimètres au plus au-dessous de la surface articulaire. L'os présente une fracture à trajet oblique dont l'extrémité des fragments occupe *le tiers moyen de la jambe*, il n'existe aucun traumatisme en ce point. Il a dû y avoir fracture longitudinale. La jambe est placée dans une gouttière.

28 mai. — Un épanchement sanguin considérable occupe tout le tiers moyen de la jambe : fluctuation très-manifeste. M. Huguier fait une ponction qui permet l'évacuation d'une quantité considérable de sang coagulé.

2 juin. — Suppuration à ce niveau. Rien d'anormal du côté du genou.

15 juin. — Suppuration abondante du foyer principal de la fracture. Les plaies d'entrée et de sortie bourgeonnent bien et suppurent peu. L'articulation du genou offre tous ses caractères normaux.

25 juin. — Suppuration moins abondante, pansement simple. Les formes de la jambe ne sont pas modifiées, il n'y a aucune tendance au chevauchement. Le pied du reste supporte une certaine traction extensive.

6 juillet. — Recrudescence inflammatoire du côté du foyer de la fracture. L'état général a toujours été excellent jusqu'à aujourd'hui. Apyrexie complète. Très-bon appétit.

16 août. — Consolidation parfaite. Le foyer de suppuration notablement rétréci ne fournit plus qu'une suppuration peu abondante.

OBSERVATION XXIII.

Oudin, Hugues. — Soldat au 113ᵉ de ligne, fut blessé le 30 septembre 1870, au combat de Chevilly.

Il reçut une balle qui frappa la jambe dans sa partie supérieure, à quatre travers de doigt au-dessous de l'articulation du genou. Le projectile pénétra dans le tibia par la face interne de cet os, vint ressortir en arrière de la jambe dans un point diamétralement opposé. Fracture avec plusieurs esquilles. Le péroné ne fut pas lésé. Le membre fut placé dans une gouttière, et on fit des pansements à l'alcool. Il se produisit très-peu de réaction inflammatoire dans les parties molles périphériques, ce qui se comprend facilement, vu le siége de la fracture.

15 octobre. — Extraction d'une esquille mesurant quatre centimètres de longueur. Parfait état du membre. Suppuration peu abondante. La suppuration continua pendant les mois de novembre et décembre.

15 décembre. — La consolidation est assez avancée pour permettre l'application d'un appareil inamovible. Je dois ces renseignements à mon collègue et ami Blain, qui donna ses soins à ce blessé. Nous le revoyons ensemble aujourd'hui 2 juillet 1871. La marche est facile; sans le moindre soutien, il saute, court, pour nous montrer comme sa jambe est solide. Il y a un centimètre et demi de raccourcissement; aucune roideur dans l'articulation du genou, qui du reste n'a jamais *présenté le moindre symptôme morbide*. L'articulation tibio-tarsienne est douée aussi de mouvements très-libres.

Cette observation est remarquable au point de vue de l'absence de réaction inflammatoire dans *l'articulation du genou* voisine de la lésion osseuse, et de même pour le peu d'accidents du côté des parties molles, qui n'existent là qu'à la partie postérieure de la jambe.

Grande différence avec les fractures transversales à *la partie moyenne*.

OBSERVATION XXIV.

Un prisonnier hollandais blessé au pied d'un coup de mousquet, fut conduit à Gand, le 13 février 1746, pendant le siége de Bruxelles, dans l'hôpital de la Cour des princes. La balle avait passé de la malléole interne à l'externe, traversant la partie de l'astragale qui est enclavée entre elle ; il y avait un gonflement très-considérable dans le pied et dans la jambe avec inflammation, douleurs vives et des mouvements convulsifs. M. de la Buissière, à qui le blessé fut confié, jugea dans le premier moment l'amputation indiquée ; mais n'étant pas à portée de s'appuyer des conseils de M. Andouillé, chirurgien-major de l'armée, qui était occupé alors au camp devant Bruxelles, il prit le partie de temporiser, il se contentà de faire scier les deux malléoles, des dilatations amples, qui lui permirent de tirer quelques esquilles.

Les premiers pansements furent simples ; dans les suivants M. de la Buissière fit mettre le bas de la jambe pendant une heure au moins chaque jour dans une lessive de cendres de sarment, où l'on avait fait dissoudre du sel ammoniac, ce qui fut continué l'espace de vingt-huit jours ; l'essence de térébentine fut le seul remède employé dans tout le cours des pansements. Ce chirurgien eut la satisfaction d'avoir des exfoliations très-promptes ; et la guérison s'est bientôt ensuivie, sans que le malade ait essuyé les accidents graves qu'on croyait d'abord ne pouvoir prévenir que par l'amputation du membre. On sent assez qu'on n'a pu éviter l'ankilose. M. Andouillé étant de retour à Gand a vu cet homme parfaitement guéri le 22 avril de la même année.

OBSERVATION XXV (personnelle).

Hôpital de la Charité. Service de M. le professeur Denonvilliers, salle Saint-Jean, n. 11.

Lecas, Jean, soixante-dix ans, fut blessé le 25 mai par une balle qui pénétra au-dessus de la malléole externe et sortit en arrière du tibia, le projectile brisa l'extrémité inférieure des deux os. Ce blessé est affecté de varices depuis de longues années, les deux jambes sont pour cela un peu éléphantiasiques dans la moitié inférieure de leur hauteur. La région malléolaire est notablement élargie. Le pied a une grande tendance à se porter en dedans et en haut. La jambe est placé dans une gouttière, le pied fixé à la pédale; application d'eau froide; compresses mouillées.

10 juin. Aucune réaction inflammatoire de voisinage, seulement un peu d'empâtement périphérique, on continue l'application de réfrigérents. L'état général est très-bon, pas de fièvre.

15 juin. Pansement simple. Les plaies d'entrée et de sorties suppurent très-peu, il ne semble pas y avoir de suppuration profonde.

1er juillet. Les plaies suppurent à peine, mais pas de consolidation. Le pied abandonné à lui-même a toujours la même tendance à se porter en dedans et en haut.

6 juillet. Application d'un appareil platré *inamovible*.

5 août. L'appareil plâtré est enlevé, consolidation indécise, cal très-volumineux, occupant la moitié inférieure de la face interne de la jambe. Les mouvements du pied sur la jambe persistent. La pointe du pied est un peu déviée en dehors.

OBSERVATION XXV *bis*.

Hôpital de la Charité. — Salle Sainte-Vierge, n. 4. — Service de M. le professeur Gosselin.

Jourdan, âgé de 30 ans, soldat au 42e de ligne, reçut à la bataille de Champigny, le 2 décembre, une balle qui

produisit une fracture comminutive esquilleuse sus-
malléolaire des deux os de la jambe droite.

Topiques émollients pendant le premier mois. Survient
un érisypèle phlegmoneux de la jambe. Elimination d'un
grand nombre d'esquilles, jusqu'à ces jours derniers.

10 août. — Consolidation parfaite. La jambe est très-
droite ; *le pied en parfaite direction. L'articulation tibio-
tarsienne jouit de tous ses mouvements.* Il existe encore
plusieurs trajets fistuleux conduisant à de petites surfaces
osseuses dénudées du tibia. Le volume de la jambe fracturée est à peu près aussi considérable que celui de la
jambe saine. Raccourcissement de quatre centimètres.
Etat général excellent.

M. Gosselin, craignit beaucoup voir l'arthrite de voisinage, il n'est rien survenu d'anormal du côté de l'articulation tibio-tarsienne , l'amputation fut proposée
plusieurs fois, pour les accidents phlegmoneux qui en-
vahirent la moitié inférieure de la jambe à deux reprises
différentes. Le traitement antiphlogistique, l'emploi du
drainage sufffirent pour pallier ces inconvénients graves.

OBSERVATION XXVI (personnelle).

Ambulance du Palais-de-l'Industrie. — Salle 16. — Service de M. le
docteur VIDAL. — Fracture de jambe compliquée de plaie, au quart
inférieur.

Dubette , soldat au 35° de ligne, reçoit, le 30 septembre 1870, une balle qui l'atteint à la partie inférieure
de la jambe droite. Le projectile frappe en plein tibia, à
l'union de son quart inférieur avec les trois quarts supé-
rieurs. Se dirige en arrière, en bas et en dehors, pour
venir sortir un peu en arrière et au-dessus de la malléole
externe.

1er octobre. — Au premier examen, M. Lannelongue
pense que l'amputation est inévitable. M. Nélaton préfère

l'expectation. La jambe, placée dans une gouttière, est recouverte d'un cataplasme.

4 octobre. — La gouttière est remplacée par une boîte valves, remplie de son, sur lequel le membre repose directement. Cataplasmes.

6 octobre. — Suppuration un peu fétide, mais peu abondante. Pas de réaction inflammatoire, du côté de l'articulation tibio-tarsienne. Fièvre.

10 octobre. — Foyer purulent, un peu au-dessus et en avant de la malléole interne. Incision à ce niveau. Ecoulement de deux cuillerées environ de pus bien lié, nettement phlegmoneux. Gonflement de la jambe, dans son quart inférieur. Rougeur et douleur. Le foyer de la fracture est en pleine suppuration. Cataplasmes.

16 octobre. —- On constate l'existence d'un décollement, occupant le tiers moyen de la jambe, à sa partie antérieure, et communiquant avec le foyer de la fracture. Large débridement le long de la face interne du tibia. Incision entre le tibia et le péroné. On arrive ainsi dans une cavité tapissée de bourgeons charnus. Il est possible, alors seulement, de constater que le fragment inférieur mesure environ 15 centimètres de longueur, et présente un long biseau, oblique en haut et en dedans, dont la pointe soulève la peau. Cataplasmes.

17 octobre. —Suppuration abondante sur toute l'étendue de la surface bourgeonnante.

19 octobre. — M. Vidal reconnaît l'existence d'un foyer purulent occupant la gaîne du jambier antérieur. Drainage de ce foyer.

22 octobre.—Moins de suppuration. Pansement à l'alcool.

8 novembre. — Teinte grisâtre de la plaie. Tendance à la pourriture d'hôpital. Caulérisation au sulfate de cuivre.

10 novembre. — Pansement au perchlorure à 30°.

12 novembre.—Suppuration franche. Beau bourgeonnement.

18 novembre. — Il existe, aujourd'hui encore, une large plaie à la face interne de la jambe. Les bords en sont étalés par le fait de la tendance de l'extrémité supérieure du fragment inférieur à se porter en dedans. Une seconde plaie, moins grande que la précédente, est située un peu en dehors, sur le trajet du péroné. Enfin, au niveau de l'orifice de sortie de la balle, en arrière de la malléole externe, il s'est produit un bourgeonnement exagéré, formant une sorte de champignon charnu. Le travail de réparation s'est effectué du côté des os, qui présentent assez de solidité pour qu'on puisse abandonner le pied à lui-même. La boîte de son est remplacée par une gouttière garnie de charpie américaine.

1er décembre. — Le blessé jouit d'un bon état général. La suppuration diminue chaque jour. Les plaies se rétrécissent. Pansement simple.

1er février 1871. — La guérison est presque complète. Il ne reste plus qu'une plaie presque linéaire à la région antérieure de la jambe, et autant en arrière de la malléole externe. Tout le quart inférieur de la jambe est fortement élargi : les os se sont comme étalés. Un cal très-volumineux paraît englober en une masse unique les fragments du tibia et le péroné. Il n'est possible de rien délimiter. Le pied est en parfaite direction et a conservé toute sa vitalité. Ses parties molles ne sont nullement atrophiées. Il est permis de dire que ce soldat est guéri d'une blessure des plus graves, autorisant une amputation immédiate. Il aura gardé un membre dont il se servira facilement.

J'ai cité d'abord deux observations de fracture siégeant dans la partie supérieure du tibia et susceptibles de complications articulaires. Malgré ce siége voisin d'une grande articulation, il n'est, je crois, aucun chirurgien, qui, pour prévenir des accidents possibles, eût osé faire l'amputation de la cuisse dans ces deux cas. Dans l'observation vingt-deux, le trajet de la balle est si voisin des surfaces articulaires que l'on devait craindre toutes sortes d'accidents de ce côté. Il ne s'est rien produit, l'articulation a conservé sa forme normale, sans tuméfaction ni douleur aucune. Aujourd'hui, deux mois après l'accident, un cal volumineux englobe toute la partie supérieure des os de la jambe. Le fait de l'observation I est un cas identique quant au siége de la lésion, mais avec délabrement considérable. L'amputation de cuisse eut sauvé peut-être la vie du blessé. La comparaison de ces deux faits confirme l'opinion de M. Sédillot, qui pense que les fractures des os de la jambe produites par des projectiles qui ont traversé transversalement sont moins graves que celles produites par des projectiles traversant d'avant en arrière (voir observation I.). Les observations vingt-quatre, vingt cinq et vingt-cinq bis, nous montrent des fractures articulaires tibio-tarsiennes pour lesquelles la méthode conservatrice a fourni des succès. Enfin l'observation vingt-six peut être aussi rangée dans cette catégorie. Cette fracture était très-probablement articulaire. Néanmoins la guérison est survenue sans accident grave du côté de l'articulation. Voici par contre un cas où le projectile ne causa qu'une lésion bien moins considérable et cependant la mort s'ensuivit.

OBSERVATION XXVII (personnelle).

Hopital de la Charité. — SERVICE DE M. DENONVILLIERS. — Salle Saint Jean, 5. Tournier, Emile, 18 ans, soldat au 139° de ligne; blessé au fort de Vanves, le 19 janvier 1871, entré à la Charité le 22 janvier.

Eclat d'obus pénètre au niveau de la malléole externe, plaie contuse de 3 cent. carrés environ. Entre à la Charité 2 jours après la blessure. Tuméfaction; rougeur du pied et de la partie inférieure de la jambe, irrigation continue. On lui a dit qu'il fallait amputer la jambe.

28 janvier, tension des parties molles du dos du pied et de la région malléolaire interne, la plaie grisâtre sans écoulement.

P. 120. Langue saburrale, douleurs, insomnie.

31 janvier, ne peut plus supporter l'irrigation, cataplasmes. Un peu de sanie purulente s'écoule par la plaie.

P. 120, se plaint beaucoup du pied.

2 février. Fluctuation au niveau de la malléole interne, la pression à nouveau fait sortir de la sanie purulente par la plaie. Cataplasmes froids ; onguent mercuriel.

3 février. Incision au niveau de la malléole interne. Ecoulement de pus sanieux en quantité assez notable. Œdème de la partie inférieure de la jambe, souffre beaucoup, région tibio-tarsienne tendue, peau rouge, cataplasmes, onguent mercuriel.

4 février. Je détache de l'épiderme décollé dans toute la région malléolaire interne, au-dessous peau mortifiée, ouverture spontanée au-dessus de l'incision arrivant dans un foyer qui communique avec la fracture. Le dos du pied moins tendu, moins rouge, moins d'œdème de la jambe. cataplasmes, onguent mercuriel.

5 février. La tuméfaction qui existait au dos du pied a de beaucoup diminué, ainsi que la rougeur. La peau n'est plus luisante ni tendue comme il y a quelques jours, plus d'onguent sur ce point. Au niveau de la malléole interne et dans une étendue de 5 centimètres au-dessus, mortification de toute l'épaisseur de la peau et du tissu cellulaire sous-cutané, qui s'en va par lambeaux, on arrive dans le foyer de la fracture. La suppuration remonte un peu vers la jambe à la partie postérieure de ce côté aussi, la peau est moins tendue, moins luisante, on cesse l'onguent mercuriel, catapl., lavages à l'eau de vie camphrée, injections. P. 112, pas d'appétit.

6 février. — P. 120, inappétence, peau chaude, beaucoup moins de douleurs dans la jambe.

7 février. — Application d'une attelle en gutta-per-

cha, avec élargissement à la partie supérieure du mollet pour former une sorte de gouttière, et à la partie inférieure pour fournir une pédale à la plante du pied. Catapl. sur le bas de la jambe, mortification de la peau et du tissu cellulaire de toute la partie interne et inférieure de la jambe, suppuration assez abondante, grisâtre, mélangée de détritus provenant des tissus sphacélés. P. 120, peau halitueuse, pas de souffrance, lavages à l'eau de vie camphrée.

15 février. — Etat général très-mauvais, subdélirium, suppuration abondante suivant les gaînes musculaires dans la moitié inférieure de la jambe.

17 février. — Mort.

Autopsie. — Destruction de toutes les surfaces articulaires de l'articulation *tibio-tarsienne*, ostéite du tibia dans une grande hauteur.

D'après ces quelques faits est-il possible de conclure quelque chose relativement au pronostic des fractures de jambe au voisinage des articulations. Etablir des règles générales est chose impossible. Une plaie nette même articulaire peut guérir, et le malade conserver son membre. Les plaies par balles sont moins graves que celles par éclats d'obus.

<h3 style="text-align:center">B. — Fractures de la Diaphyse.</h3>

Lorsque le projectile qui a produit la fracture n'a pas en même temps dilacéré, contusionné profondément les parties molles, déchiré un nerf important, ou une artère assez volumineuse, on peut tenter la conservation; il est des fractures comminutives, des fractures en éclats qui ont été conduites à guérison. La gravité est des plus variables selon que la blessure a été produite par une balle ou un éclat d'obus. Dans le premier cas, il y aura bien un décollement du périoste dans une étendue considérable, un épanchement sanguin dans la cavité médullaire de l'os, mais malgré cela, on peut espérer la réparation de l'os, les faits le prouvent. Il suffit dans ces cas de parer aux accidents possibles du côté des muscles. Si, au contraire, un éclat d'obus a déchiré la peau, dilacéré les muscles, il y a grande tendance à la gangrène et souvent la mort survient rapidement. Les observations suivantes sont des exemples de fractures par armes à feu, par balle; dans deux cas les deux os de la jambe ont été fracturés, chez un troisième blessé, le tibia seul fut lésé. L'inspection du membre, au moment de la blessure, excluait toute idée d'amputation, il fallait conserver cette jambe dont les nerfs principaux, les artères étaient demeurés intacts.

OBSERVATION XXVIII.

Hôpital de la Charité. — Service de M. le professeur GOSSELIN. — Salle Sainte-Vierge, n. 36.

Fredingue (Louis), âgé de 20 ans, soldat au 79e de ligne, est blessé rue de Rivoli, le 25 mai 1871. Une balle pénètre au niveau du péroné, qu'elle fracture pour venir sortir à la région antérieure de la jambe, en brisant le tibia. Cette blessure occupe le tiers moyen de la jambe. Le délabrement des parties molles est très-peu considérable. Il n'y a pas de chevauchement appréciable. Le membre est placé dans une gouttière simple. Application de cataplasmes.

10 juin. — Au niveau de l'extrémité du fragment supérieur du tibia qui soulève la peau, collection purulente que l'on ouvre. Cataplasmes.

25 juin. — La suppuration se tarit. — L'état général est excellent. Pansement au vin aromatique.

10 juillet. — Consolidation. Cal volumineux occupant

tout le tiers moyen de la jambe. Rectitude parfaite du membre. Trois centimètres de raccourcissement.

OBSERVATION XXIX (personnelle)

Ambulance du Palais-de-l'Industrie. — Salle 16, lit n° 8.
Service du docteur VIDAL.

Philippe, Justin, 23 ans, soldat au 35ᵉ de ligne. Fracture avec éclat du tibia et du péroné par une balle reçue en chargeant contre l'ennemi, et ayant traversé d'avant en arrière, prenant le tibia dans son tiers moyen pour sortir en arrière du péroné à la même hauteur. M. Nélaton conseille la conservation.

1ᵉʳ octobre. — Gonflement, phlyctènes au pourtour de l'orifice externe.

2 octobre. — Débridement au niveau des orifices d'entrée et de sortie de la balle. Le membre est placé dans une boîte remplie de son. Cataplasmes.

6 octobre. — Suppuration noirâtre, d'abondance médiocre ; peu de fièvre. Très-bon état général.

8 octobre. — Gonflement assez considérable de la jambe. Suppuration un peu brunâtre assez abondante. Passage d'un tube à drainage à travers les deux orifices de débridement. Cataplasmes. Lavages à l'eau phéniquée.

12 octobre. — Moins de tuméfaction de la jambe. Suppuration de bonne nature. Pansement et lavages alcoolisés. Très-bon état général.

15 octobre. — Il n'existe plus de gonflement ni rougeur de la jambe. Bonne suppuration s'écoulant surtout par la plaie antérieure largement ouverte, mais bourgeonnant bien. Excellent état général. Pansement alcoolisé.

18 octobre. — Suppuration de moins en moins abondante. Aucun gonflement inflammatoire. Une esquille longue de dix centimètres et indépendante a cessé d'être mobile.

20 octobre. — Les deux plaies sont complétement fermées par les bourgeons charnus. Il n'y a presque plus de suppuration.

22 octobre. — On retire le drain, qui est devenu complétement inutile.

J'eus l'occasion de revoir ce blessé en juin 1871, il marchait facilement avec une canne. Sans raccourcissement appréciable.

OBSERVATION XXX (personnelle).

Ambulance du Palais-de-l'Industrie, salle 16, lit n. 1, service de M. le docteur VIDAL.

Simon (Jean), 22 ans et demi, fusilier au 35ᵉ ligne, fut blessé le 30 septembre 1870, au combat de Chevilly. Il fut atteint par une balle qui lui traversa la jambe droite à l'union du tiers moyen et du tiers inférieur traversant en plein le tibia, pour venir sortir derrière le péroné, qui ne fut point fracturé.

1ᵉʳ octobre. — Gouttière pour maintenir le membre fracturé.

2 octobre. — Pansement avec l'eau phéniquée.

3 octobre. — Pas de réaction inflammatoire.

4 octobre. — Gonflement de la jambe, un peu de suppuration, cataplasmes sur le mollet, la jambe est placée dans une boîte à fracture, remplie de son.

9 octobre. — Suppuration de bonne nature, d'abondance médiocre, pas de tuméfaction du membre, cataplasmes, excellent état général, bon appétit.

12 octobre. — Les deux plaies bourgeonnent très-bien, pansement à la glycérine phéniquée, pas de gonflement du membre.

15 octobre. — Suppuration bien liée, bourgeonnement actif. Le foyer de la fracture communique largement avec l'air extérieur. Pansement simple à l'alcool.

18 octobre. — Même état, on introduit chaque jour par la plaie du tibia une mèche qui pénètre à 7 centimètres environ de profondeur, en se dirigeant vers le péroné. La plaie du côté externe est cicatrisée.

10 novembre. — Consolidation, appareil plâtré, le cal
est très-étendu, cela tient probablement au décollement du
périoste sur une large surface sous l'influence du traumatisme. La plaie interne donne accès dans un foyer assez
profond.

Ce blessé a parfaitement bien guéri, marche facilement, sans raccourcissement.

M. Sédillot dans une étude récente sur les fractures
par armes de guerre, rapporte :

Cinq cas de fractures du tibia au tiers moyen. Six cas
de fractures du tibia au tiers supérieur. Cinq cas de fractures du tibia au tiers inférieur. Chaque fois on obtint
la guérison. Il signale la gravité plus grande de la fracture intéressant les deux os que de celle d'un seul os.
Il est partisan de la conservation. Je me range complétement à son avis.

Traitement.

Il faut d'abord combattre les accidents inflammatoires
qui apparaissent du côté des muscles. Les chirurgiens
du dix-huitième siècle et Boyer faisaient des débridements préventifs, ils agrandissaient les orifices de la
plaie pour obvier à l'étranglement possible. Il sera assez
tôt de pratiquer ces débridements lorsque la tuméfaction
produira une sorte de plissement étoilé de la peau autour
des orifices. Si les topiques émollients n'ont pu maîtriser
cette tendance, il ne faut pas craindre d'inciser largement la peau distendue ; le blessé éprouvera une dimi-
nution considérable dans les douleurs, et les muscles
pourront se développer tout à l'aise. Cette première période de tension inflammatoire peut durer de huit à
quinze jours, durant lesquels il s'écoule par les plaies de

la sérosité sanguinolente ou du pus brunâtre, mais en petite quantité.

Pendant ce laps de temps, comme dans la première période des fractures par écrasement, la contention doit être juste suffisante, mais non rigoureuse. Il n'y aurait du reste rien à gagner à exercer une traction, une pression sur le membre fracturé, pendant tout ce temps où il ne se produit aucun travail réparateur. Donc le membre sera placé dans une gouttière simple, ou mieux dans une boîte de J.-L. Petit, garnie avec du son.

L'emploi de ce moyen nous fut conseillé par M. Nélaton, à l'ambulance du Palais de l'Industrie. On obtient ainsi un coussin très-souple qui prend parfaitement la forme du membre, sans exercer aucune pression douloureuse.

Comme topiques, les cataplasmes sont le plus opportun de tous les émollients à cette période des fractures compliquées. Si le travail inflammatoire avorte et que la jambe reprenne ses dimensions normales il faut alors établir une contention plus exacte au moyen d'un appareil. Les attelles plâtrées me semblent le meilleur de tous dans la circonstance. Si, au contraire, les muscles ou le tissu cellulaire qui les sépare a suppuré, il faut évacuer le pus, favoriser sa sortie, faire des pansements fréquents, des lavages avec l'eau alcoolisée ou phéniquée. Enfin s'il existe des clapiers, inciser largement pour les détruire. (Voir l'observation Dubette.) Les grandes incisions ont été préconisées par l'Académie royale de chirurgie.

Boyer lui aussi les conseille, elles sont en effet un élément indispensable du traitement dans ces cas particuliers.

Dans les fractures par armes à feu, le déplacement est

peu marqué d'ordinaire et l'extension devient dès lors peu nécessaire, une bonne contention suffit. M. Gosselin pense qu'il serait imprudent d'exercer une traction. La plus grande partie des indications thérapeutiques à remplir dans le traitement d'une fracture par arme de guerre correspond à cette période de suppuration des parties molles et du foyer. *Favoriser l'écoulement du pus est la loi principale*, et pour cela l'emploi du tube à drainage ou du séton, les lavages fréquents, les pansements répétés.

L'exploration de la plaie avec le stylet indiquera la mobilité de portions d'os dénudées, leur extraction hâtera de beaucoup la cicatrisation. Si dès le premier pansement on n'a pu retirer tous les corps étrangers compris dans la plaie, ce qui n'est pas rare, on verra, conduits par le pus vers les bords de la plaie, des petits morceaux d'étoffe ou de cuir que l'on enlèvera aussi avec soin. Enfin, parfois, malgré une double plaie qui semble indiquer que le projectile n'a fait que traverser le membre, il peut se faire, surtout si c'est une balle, qu'un fragment se soit détaché au contact de l'os et soit demeuré là.

Le fait s'est offert à mon observation, chez un soldat auquel je donnai des soins à l'ambulance du *Grand-Hôtel*. Deux mois après l'accident, alors que la consolidation était déjà parfaite, en explorant le cal, nous trouvâmes de la mobilité en un point, au lieu de tomber sur une esquille indépendante, le bistouri met à nu un morceau de balle, qui était resté au contact de l'os. Le foyer de suppuration qui répondait à ce point fut bientôt tari.

La dernière phase du traitement correspond à l'existence d'un ou de plusieurs trajets fistuleux qui aboutissent à des portions d'os dénudées et non encore détachées. Le membre est parfaitement consolidé, le blessé se lève, marche, s'appuie sur le pied et il y a encore un peu de suppuration fluide, séreuse. Cet état peut se prolonger pendant des mois. Il ne cessera qu'avec l'ablation de la portion d'os nécrosé.

Enfin, en plus du traitement local, il est bon d'instituer un traitement général approprié aux circonstances dans lesquelles se trouve le blessé. Les toniques et les reconstituants sont d'un grand secours dans bien des cas. Le traitement des complications qui peuvent survenir est subordonné à leur nature.

Ce précepte que je donne ici à propos des fractures par armes de guerre s'applique de même aux variétés ci-dessus mentionnées.

Les chirurgiens du dix-huitième siècle, en particulier les chirurgiens d'armées, ont, dans des mémoires spéciaux, traité ce même sujet ; ils ont formulé leur opinion dans quelques principes que je vais rappeler.

En l'année 1750, Bilguer s'exprimait ainsi dans sa *Dissertation sur l'inutilité de l'amputation des membres :*

« Quand tous les gens de l'art se réuniraient, ce que
» je ne crains pas, pour déclarer ma méthode absolu-
» ment inutile, les autres hommes me sauront toujours
» gré de mes efforts pour mutiler les blessés le moins
» possible, puisqu'il n'y a personne qui ne soit profon-
» dément ému en entendant parler de quelque amputa-
» tion, ou en voyant quelque infortuné à qui l'on a coupé
» une main, un bras, un pied, une jambe, se traînant
» misérablement sur une jambe de bois ou sur des
» béquilles ; et qui n'envisage comme un beaucoup
» plus grand malheur la privation totale d'un membre
» que sa conservation, quoique défiguré et incapable
» de plusieurs des usages primitifs. »

Il termine son mémoire en disant : « Chacun com-
» prend aisément que la méthode de guérir sans ampu-
» tation les membres blessés, fracturés, brisés par des
» plaies d'armes à feu, telle que je l'ai décrite, est ac-
» compagnée de beaucoup de douleurs, de murmures
» et d'impatience de la part du blessé ; qu'elle exige un
» chirurgien très-éclairé et qu'elle lui donne beaucoup
« de peines, de soucis et d'inquiétudes ; on oppose l'es-
» pérance aux douleurs et aux murmures du ma-
« lade. »

En 1752, Boucher adressait à l'Académie royale de
chirurgie un mémoire intitulé : « Observations sur les
» plaies d'armes à feu, compliquées de fracture aux
» articulations des extrémités ou au voisinage de ces
» articulations. Première partie : Où l'on se propose de
» prouver que l'on abuse souvent de l'amputation en
» pareil cas. Les grands accidents ne demandent pas
» toujours les grandes opérations. S'il est vrai qu'il soit
» possible de parvenir à conserver et rétablir le membre
» blessé, dans bien des cas où les règles de l'art parais-
» sent en défaut, déterminent ordinairement à l'am-
» putation, c'est procurer un nouveau triomphe à l'art
» et rendre service à l'humanité. »

En 1757, l'Académie royale de chirurgie reçoit une
série de mémoires sur l'amputation, adressés par
Bagieu. « Si la vie, dit-il, peut subsister malgré la perte
» d'un membre, elle court le plus grand danger en le
» perdant et elle en court de même en voulant le con-
» server. La science du chirurgien, quant à cette partie,
» consiste donc à distinguer principalement de ces deux
» cas celui où elle en court le moins. » Il dit encore,
dans son quatrième mémoire sur l'amputation : « Une
» liste complète des membres amputés n'intéresse que
» ceux qui ont été assez heureux pour n'en pas perdre
» la vie, la chirurgie y prend peu de part; aussi en
» est-il rarement questions dans les détails : peu d'am-
» putations méritent qu'on en parle et il n'en est pas
» que l'on puisse citer comme trait d'habileté de l'art.
» L'uniformité de cette opération, la facilité avec laquelle
» on la fait et le peu d'intelligence qu'il faut pour la
» conduire ne distinguent pas assez l'habile chirurgien
» de l'ignorant, et il s'en faut peu qu'on ne les mette
» dans la même classe. Quelle différence quand il s'agit

» de la conduite qu'on a tenue et par laquelle on a con-
» servé des membres ; il manque à la chirurgie d'en
» avoir fait un recueil complet ; *il servirait* plus que
» toute autre partie de notre art à faire juger du génie
» des chirurgiens par la diversité des traits de lumière
» que chacun a donnés en particulier, car on doit voir
» que chaque membre que l'on conserve présente
» autant de traits différents de génie ; en sorte qu'il
» n'est pas possible de confondre le chirurgien habile
» avec l'ignorant, à moins de vouloir admettre contre
» toute raison qu'il y a autant de science à couper un
» membre qu'il y en a à le conserver. »

C'est appuyé sur le jugement prononcé par de telles autorités que j'ai osé aborder une aussi grave discussion. L'enseignement de mes maîtres dans les hôpitaux, MM. Laugier, A. Guérin et Denonvilliers, a été mon guide dans l'appréciation des faits que j'apporte à l'appui de ma thèse Appelé, pendant le siége de Paris, à assister l'un de mes maîtres, M. Vidal, dans les soins qu'il donnait aux blessés militaires, à l'ambulance du Palais-de-l'Industrie, j'eus l'occasion de suivre la marche de plusieurs fractures de jambe par coup de feu. Trois en particulier sont trois cas de guérison surprenante quand on se reporte aux dégâts produits par le projectile.

M. Nélaton, appelé à porter les indications du traitement, se prononça pour la conservation N'était cette irrécusable autorité qui s'opposait à ce que l'on pratiquât l'amputation immédiate jugée nécessaire par d'autres chirurgiens et les soins si dévoués de M. Vidal, ces blessés eussent au moins subi une mutilation inutile.

Ces faits, joints à ceux qu'il m'avait été donné d'observer à l'hôpital Saint-Louis pendant mon internat, dans le service de M. A. Guérin, ont puissamment contribué à m'affermir dans l'idée que la conservation pouvait être tentée dans des cas presque désespérés, si l'on pouvait réunir un ensemble de conditions que j'ai signalées. J'ai passé sous silence à dessein les complications qui peuvent survenir dans le cours du traitement d'une fracture.

Mon but était la discussion des indications de la conservation et de l'amputation immédiate surtout. J'ai suivi dans mon travail une marche identique à celle adoptée par Bilguer, Bagieu, Delamotte, dans l'étude qu'ils ont faite de cette même question.

Cette étude du pronostic et traitement des fractures de jambe compliquées de plaie, au moment même de l'accident, pourrait aussi être faite pour les périodes plus avancées de la maladie, alors que, en face d'accidents graves du côté des parties molles, tels que : érisypèle phlegmoneux, phlegmon diffus, etc., le chirurgien se demande s'il doit amputer ou prolonger ses tentatives de conservation. Ces faits me semblent justiciables des mêmes préceptes que j'ai appliqués à ceux qui sont l'objet spécial de mon étude. La résection, quand il y a réduction imparfaite; les grandes incisions, le drainage, quand il y a phlegmon ou vastes foyers de suppuration, tels sont les moyens qui permettront la guérison avec conservation du membre.

La Société de chirurgie reçut en 1869, de la part de M. Verneuil, communication d'un fait de ce genre. Il s'agissait d'une fracture de jambe incomplètement réduite, avec complication de plaie et d'un vaste érisypèle phlegmoneux, occupant presque toute la hauteur du membre fracturé.

L'amputation de la cuisse proposée par deux médecins fut refusée par M. Verneuil, qui pratiqua la résection des extrémités obliques des fragments, opéra une réduction exacte, fit de larges incisions dans les points envahis par le phlegmon. La guérison s'en est suivie. Ce fait, relaté dans la *Gazette des Hôpitaux* 1869, démontre l'importance d'une réduction exacte qui peut n'être obtenue qu'à la suite d'une résection. Or, l'hésitation n'est pas possible entre cette opération et une amputation de cuisse surtout.

Vu, bon à imprimer,
DENONVILLIERS, Président.

Permis d'imprimer,
Le Vice-Recteur de l'Académie de Paris,
A. MOURIER.

A LA LIBRAIRIE ADRIEN DELAHAYE.

Traité pratique des maladies de l'oreille, par A. DE TRŒLTSCH, professeur à la Faculté de médecine de Wurzbourg; traduit par les docteurs KUHN et LEVI. 1 vol. in-8, avec figures dans le texte. Le volume cartonné en toile. Prix... 8 fr. 50

Traité des maladies de l'estomac de W. BRINTON; traduit par le docteur RIANT, précédé d'une Introduction de M. le professeur CH. LASÈGUE. 1 vol. in-8, avec figures dans le texte. Le volume cartonné en toile.   7 fr.

Leçons cliniques sur les maladies du cur, professées à l'Hôtel-Dieu de Paris, par J. BUCQUOY, agrégé à la Faculté de médecine de Paris, etc. 2e édit. revue et augmentée. 1 vol. in-8 de 170 pages avec figures dans le texte. Le volume cartonné en toile......................   4 fr.

Leçons de clinique médicale. faites à l'hôpital de la Charité, par le docteur JACCOUD, 2e édition; ouvrage accompagné de 29 figures noires et 11 planches en chromolithographie. 1 fort vol. in-8 de 880 pages, avec un joli cartonnage en toile.................................... 16 fr.

Manuel de pathologie et de clinique chirurgicales, par le docteur FORT, ancien interne des hôpitaux, professeur libre d'anatomie, avec la collaboration de MM. les docteurs Georges CAMUSET et Emile MENIÈRE, 1 vol. in-12 de 950 pages, avec 135 figures intercalées dans le texte. Prix.. 12 fr.
    Avec joli cartonnage en toile.................... 13 fr.

Traité élémentaire de chirurgie, par le docteur FANO, professeur agrégé à la Faculté de médecine de Paris, ouvrage accompagné d'un grand nombre de figures intercalées dans le texte. L'ouvrage sera complet en 2 forts volumes in-8. Prix du tome 1er, 1 vol. de 1000 pages..... 13 fr.
    Tome IIe, première partie. 1 vol. in-8, avec figures..........   6 fr.

Traité du diagnostic des maladies chirurgicales, par Em. FOUCHER, professeur agrégé à la Faculté de médecine de Paris, chirurgien de l'hôpital Saint-Antoine, etc., avec Appendice et Traité des Tumeurs, par A. DESPRÉS, professeur agrégé à la Faculté de médecine de Paris, chirurgien des hôpitaux, etc , 1 vol. in-8 de 1162 pages et 57 figures intercalées dans le texte, avec un joli cartonnage en toile...................... 18 fr.

Leçons cliniques sur les maladies chirurgicales des enfants, par le docteur GIRALDÈS, professeur agrégé à la Faculté de médecine de Paris, chirurgien de l'hôpital des Enfants-Malades, etc., recueillies et publiées par MM. BOURNEVILLE et BOURGEOIS, revues par le professeur. Ouvrage accompagné de nombreuses figures dans le texte. 1 fort vol. in-8, cartonné en toile. Prix.................................... 14 fr.

Traité de l'immobilisation directe des fragments osseux dans les fractures, par le docteur BÉRENGER FÉRAUD, médecin principal de la marine impériale, etc. 1 vol. in-8 de 768 pages avec 102 figures dans le texte. Prix.. 10 fr.

Paris. A. PARENT, imprimeur de la Faculté de Médecine, rue M.-le-Prince, 31.

www.ingramcontent.com/pod-product-compliance
Ingram Content Group UK Ltd.
Pitfield, Milton Keynes, MK11 3LW, UK
UKHW020937120726
13693UKWH00003B/1382

9 782019 245238